DU TAENIA,

ou

VER SOLITAIRE.

PARIS. — IMPRIMERIE DE COSSON,
Rue Saint-Germain-des-Prés, n° 9.

DU TÆNIA,

OU

VER SOLITAIRE,

ET DE SA CURE RADICALE

PAR L'ÉCORCE DE RACINE DE GRENADIER;

PRÉCÉDÉ DE LA DESCRIPTION

DU TÆNIA ET DU BOTHRIOCÉPHALE,

AVEC

L'INDICATION DES ANCIENS TRAITEMENS EMPLOYÉS
CONTRE CES VERS;

PAR F. V. MÉRAT,

Docteur en médecine, Membre de l'Académie Royale de médecine,
de la Légion-d'Honneur, etc., etc.

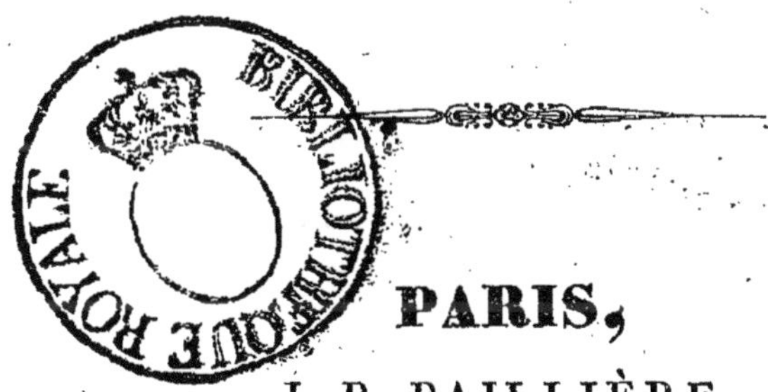

PARIS,

J.-B. BAILLIÈRE,

LIBRAIRE DE L'ACADÉMIE ROYALE DE MÉDECINE,
RUE DE L'ÉCOLE DE MÉDECINE, Nº 13 *bis*.

LONDRES, MÊME MAISON, 219, REGENT-STREET.
BRUXELLES, AU DÉPÔT DE LA LIBRAIRIE MÉDICALE FRANÇAISE.

1832.

PRÉFACE.

Depuis l'année 1823 où nous avons fait connaître en France, le premier, par des observations pratiques, les propriétés de l'écorce du Grenadier contre le Tænia, ce qui a conduit à l'employer chez nous, nous avons apporté tous nos soins pour en répandre, en faciliter et en simplifier l'usage; nous avons eu la satisfaction de voir nos confrères partager nos vues, de sorte qu'aujourd'hui ce puissant moyen thérapeutique est généralement usité non-seulement en France, mais encore dans le reste de l'Europe.

Nous avons pensé que l'instant était arrivé de réunir, dans une espèce de monographie, tout ce que l'expérience des huit années qui viennent de s'écouler avait appris sur cette intéressante matière, afin de mettre les gens de l'art à même de profiter des avantages qui résultent de la prescription de ce remède, et qu'ils puissent s'en servir de la manière la plus profitable à l'humanité.

Effectivement, malgré toute la publicité qu'a reçue la méthode indienne de traiter le ver solitaire, quelques praticiens ne sont pas assez pénétrés de ce qui regarde la qualité, les doses, la préparation du médicament qui en fait la base, et des circonstances à observer pour qu'il ne manque *jamais* son effet; nous sommes consultés tous les jours, même par des médecins, sur ces détails aussi simples que faciles à retenir quand on aura un précis qui les rappellera à la mémoire au besoin.

Notre travail a aussi pour but d'empêcher quelques praticiens, particulièrement chez l'étranger, de se servir encore d'anciennes méthodes de traiter le Tænia, souvent aussi dangereuses à employer qu'infidèles dans leur résultat, et surtout de les dissuader de mettre désormais leurs malades à la merci de gens qui vendent chèrement de prétendus remèdes secrets d'un succès beaucoup moins certain que le *spécifique* que nous avons eü le bonheur de rendre populaire dans notre patrie.

Nous avons fait précéder ce qui concerne l'emploi du Grenadier de la description du Tænia, et de l'indication des anciennes formules avec lesquelles on le combattait autrefois, afin de faire ressortir les avantages du nouveau traitement et de rendre ce mémoire un véritable manuel de Tæniologie, ouvrage qui manquait d'ailleurs à notre littérature médicale.

DU TÆNIA,

ou

VER SOLITAIRE,

ET DE SA CURE RADICALE

PAR L'ÉCORCE DE RACINE DE GRENADIER.

CHAPITRE PREMIER.

DU TÆNIA ET DE SON TRAITEMENT PAR LES MÉTHODES ANCIENNES.

—

§ I. *Description du Tænia et du Bothriocéphale.*

DU TÆNIA.

La présence du Tænia dans le corps de l'homme produit des accidens si nombreux, parfois si graves, qu'elle a attiré l'attention la plus sérieuse de la part des médecins, même dès la plus haute antiquité, comme on le voit dans les écrits des maîtres de l'art.

Le Tænia, appelé plus habituellement *ver solitaire* parce qu'il est le plus souvent unique (1) chez l'homme, est un animal de la classe des vers ou antozoaires, de la section des cestoïdes (2). Il est mou, aplati comme un lacet (3), très-long (4), de couleur blanche, formé d'articulations distinctes, nom-

(1) On observe, mais rarement, deux, quatre et même six vers de cette espèce dans le même individu; De Haën dit en avoir observé jusqu'à dix-huit. Les animaux en ont un plus grand nombre encore, mais ils ne sont pas de la même espèce que celui de l'homme. On compte le nombre des Tænia par celui des têtes attachées à un col filiforme.

(2) De κεστος, brodé, piqué; parce qu'on voit des stries ou dessins sur quelques-uns de ces vers plats.

(3) De *tænia*, bandelette.

(4) La longueur de ce ver est le plus ordinairement de deux pieds à quatre ou six aunes; il n'est pas rare d'en rencontrer de bien plus considérables, comme de douze, de vingt, de trente, de soixante aunes, etc. Des auteurs parlent de Tænia de cent et même de cinq cents aunes; Pline (*lib.* XI, c. 33) en cite un qui en avait trois cents (les commentateurs ont mis trente pieds, ne pouvant se faire idée d'un animal si long dans le corps de l'homme; mais Hardouin n'a pas commis cette erreur). Les *Acta hafniensis* mentionnent un ver de ce genre de huit cents aunes. On a de la peine à concevoir comment, dans ces derniers cas, il n'oblitère pas complètement le canal intestinal qui n'a que trente pieds de long environ. On croit qu'il y a alors plusieurs Tænia.

breuses. Il est nommé en latin *Tænia solium* par Linné et Rudolphi (*Synopsis*, 152), etc. ; et en français, *ver plat, Tænia à anneaux longs, Tænia armé, Tænia à épines.* On distingue à ces animaux une tête, un col, un corps, une queue.

La *tête* est un cuboïde quadrilatère, un peu globuleux, à peine grosse comme celle d'une fine épingle, souvent moindre, et alors à peu près invisible sans le secours d'une bonne loupe ; elle porte quatre orifices papillaires placés symétriquement à la partie antérieure, et un renflement, ou rostre, dans leur milieu, ayant un pore presque imperceptible au centre, entouré dans quelques cas d'un rang ou double rang de petits crochets disposés en couronne et visible seulement à un bon microscope. Quelques helminthologues, tels que Bréra, prétendent qu'elle existe toujours ; mais Rudolphi et Bremser se sont assurés que souvent elle manque, soit que l'animal n'ait pas tout son développement, comme nous sommes portés à le croire, soit parce qu'il est trop vieux, suivant d'autres. Le pore central est parfois visible, et alors il y a cinq orifices à la tête du Tænia, comme on le voit dans la planche *c* du Mémoire de Gomez, dont nous citerons le texte plus bas (1). C'est par ces quatre

(1) Faute de connaître cette organisation, on a voulu faire (*Journ. de Pharm.*, IX, 220) un genre *Pentastoma* du Tænia ordinaire où l'orifice central est un peu plus ouvert que dans

orifices papillaires, ou suçoirs, que le ver pompe sa nourriture, et on croit qu'ils s'allongent et se rétractent alternativement pour opérer cette fonction.

Le *col* du Tænia est long de plusieurs pouces; filiforme, très-délicat et composé d'articulations grêles, à peine distinctes; il supporte la tête par son extrémité antérieure, et a, pendant la vie de l'animal, la facilité de se mouvoir, de porter la tête en avant, de grimper, etc.; ce qui semblerait devoir être difficilement exécuté par une partie aussi ténue. Il faut toujours examiner, lorsqu'un Tænia est rendu, si cette portion y est, parce que de sa seule présence dépend la sûreté de la guérison.

Le *corps* du Tænia est d'une longueur indéterminée. Comme nous l'avons dit, il est formé d'articulations aplaties, carrées, subcarrées, ou allongées, à quatre côtés, dont deux latéraux libres, et deux articulées en haut et en bas; elles sont plus ou moins longues, plus ou moins larges, mais toujours un peu plus larges en bas ou du côté de la queue qu'en haut; ce qui permet de distinguer le côté de la tête sur une seule articulation. La longueur du corps de l'animal paraît dépendre de la contraction des anneaux; de sorte

l'état ordinaire. Ce nom eût d'ailleurs été mal choisi, car il était déjà employé par Rudolphi (*Synopsis,* 124) pour un autre ver.

que parfois ils sont longs de plusieurs lignes, et même peuvent l'être tellement que les articulations ont presque disparu ; d'autres fois si rapprochés qu'ils ressemblent à des raies : et les côtés simulent alors des espèces de dents, ce qui a fait faire un *Tænia serrata*, etc. Le corps du Tænia est d'autant plus épais qu'il est plus resserré, mais il a rarement une demi-ligne d'épaisseur sur une à quatre de largeur. Sur la totalité, on assure qu'il peut se contracter des trois quarts de sa longueur : aussi est-il toujonrs bien plus long après sa mort que de son vivant. On voit parfois, sur toute la marge du corps du Tænia, un ou deux sillons très-peu prononcés ; d'autres fois, comme des broderies, ainsi qu'on peut le reconnaître dans les planches de Bréra ; chaque anneau a sur les deux côtés, et presque vers la base, un pore, et quelquefois deux, opposés ou alternes, se prolongeant parfois en un petit tube (1), que quelques-uns ont regardé comme l'organe reproducteur mâle, qui conduit à l'oviducte, et qu'on a nommé *Lemnisque*. Si les pores marginaux sont opposés, c'est le *Tænia solium*, L.; s'ils sont doubles, c'est le *Tænia vulgaris*, L. qui ne sont que des variétés, puisqu'on trouve ces deux manières d'être sur le même in-

---

(1) On peut en voir des exemples dans les figures de l'ouvrage d'Andry intitulé *De la génération des vers dans le corps de l'homme*. Paris, 1715, 1 vol. in-12, figures in-4°.

dividu. Peut-être même le *Tænia canina*, L., qui a les pores opposés et solitaires, est-il dans le même cas.

La *queue* du Tænia est la partie qui termine le corps de cet animal ; elle est ordinairement la plus épaisse, et le lieu où les anneaux sont le plus larges et le plus longs ; elle se termine carrément, *ex abrupto*. On voit dans Andry (*fig.* 9) celle d'un Tænia où la queue est terminée par des articula-tions filiformes, comme le col ; et cet auteur pré-tend que c'est toujours là comme finit le Tænia, assurant que si on ne le trouve presque jamais dans cet état, cela tient à ce que cette partie si ténue est toujours déchirée et rejetée au dehors. S'il en était ainsi, pourquoi cela n'arrive-t-il pas au col qui est tout aussi délicat ? Il nous semble que ce médecin a seulement observé dans ce cas une ma-nière d'être individuelle, de même que celle où on la voit fourchue, etc.

Les derniers anneaux du Tænia se détachent fré-quemment, et sont rendus isolément. On attribue cette facilité à se séparer à une sorte de maturité. Bremser, célèbre helminthologue allemand, qui a donné, il y a quelques années, un bon ouvrage sur les vers de l'homme (1), dit que c'est après

---

(1) *Traité zoologique et physiologique des vers intestinaux*, traduction de Grundler, avec des notes de M. de Blainville; Paris, 1824, in-8ᵉ, figures.

leur fécondation qu'ils quittent ainsi le tronc, et sont expulsés contenant des œufs; ce qui supposerait l'animal hermaphrodite, puisqu'il est le plus souvent unique dans l'intestin. Quoi qu'il en soit, ces anneaux sont nommés *Cucurbitains*, de la ressemblance qu'on a cru leur trouver avec des graines de citrouille (*Cucurbita*). On voit des malades rendre aussi des bouts plus ou moins longs de Tænia, mais moins fréquemment que des cucurbitains.

Le Tænia habite les intestins grêles de l'homme, suivant le plus grand nombre des auteurs, où il se nourrit de la substance mucoso-chileuse qui s'y trouve, et où il se fait parfois une sorte d'enveloppe muqueuse appelée *nid vermineux*. Il peut remonter jusque dans l'estomac, puisqu'on a des exemples de cucurbitains, et même de portions de ver, rendus par la bouche. L'opinion de Bremser est que cet animal naît avec le nombre d'anneaux qu'il aura, et que ceux-ci ne font que se développer pendant sa vie, qu'il estime être de dix ans environ. Il est bien difficile d'admettre ces assertions, car on voit des malades rendre des milliers de cucurbitains, d'autres évacuer de grands bouts de ver, et pourtant avoir encore des tænias très-longs lors de leur guérison définitive, après des alternatives de rémissions apparentes pendant lesquelles il semble que l'animal se soit reformé. Le même auteur, d'accord en cela avec Rudolphi, admet la génération spontanée des vers, opinion qui a été si long-temps combattue et qui était abandonnée comme absurde. Quelques auteurs ont regardé le Tænia comme une agglomération de vers, parce que chaque cucurbitain peut se mouvoir après sa séparation même hors du corps de l'homme. Ce ver est de texture toute muqueuse; en se desséchant, il perd presque toute son épaisseur et devient transparent; si on l'étale, pour le sécher, sur un papier, il n'y reste que des lignes qui ressemblent à des traces d'eau de gomme; étant vivant il exsude une sorte d'eau lactescente, si on le pique avec une épingle, en se rétractant.

On observe un assez grand nombre de variétés, d'accidens ou de monstruosités dans le Tænia, dont quelques naturalistes ont voulu faire des espèces. Ainsi, outre la longueur, la largeur et la couleur de ce ver, susceptibles d'être fort différentes suivant les individus, on en voit qui ont des anneaux perforés, ce qui a fait créer un *Tænia fenestrata;* d'autres qui présentent une intersection dans ces anneaux, comme s'ils étaient composés de deux morceaux. On a remarqué que dans certains cas quelques portions de l'animal sont étranglées ; dans d'autres on a observé sur une ou plusieurs régions du ver une sorte de hernie ou d'éventration, etc. On dit même avoir trouvé deux tænias soudés ensemble. Les helminthologues qui ont le plus étudié cet animal regardent tous ces états comme des

écarts de la nature et les rapportent au Tænia commun (ou au suivant).

On trouve le Tænia chez les hommes de toutes
les contrées de la terre; il a été observé plus particulièrement dans l'Inde, la Grèce, en Egypte,
en Italie, en Portugal, en France, en Suisse, en
Allemagne, au Brésil, dans l'Amérique septen-
trionale, etc., etc. On croit qu'il se rencontre plus
volontiers chez les individus qui résident dans les
lieux humides; on l'observe très-fréquemment en
Hollande, en Belgique. Odier (*Manuel de médecine pratique*, p. 224) dit qu'à Genève, au moins
le quart des habitans a eu, a, ou aura, le Tænia. En
faisant la part de ce que cette assertion peut avoir
d'hyperbolique, sa fréquence dans ce pays restera
démontrée. M. le docteur Goupil, dont nous citerons des observations dans le cours de notre travail, nous assure, dans une lettre que nous venons
d'en recevoir sur ce sujet, qu'il est fort commun
aux environs de Nemours, pays humide et baigné,
comme on sait, de deux rivières. Le Tænia paraît
se rencontrer plus fréquemment chez les sujets
qui se nourrissent mal, et surtout plus volontiers
de végétaux, ce qui lui est commun d'ailleurs avec
les autres vers humains; mais ce en quoi il en
diffère, c'est qu'il est plus fréquent vers l'âge
adulte qu'à toute autre époque de la vie; c'est
ensuite dans l'enfance qu'on le remarque le plus,
et moins dans la vieillesse. On le rencontre

chez des enfans à la mamelle et chez des sujets de
soixante ans.

DU BOTHRIOCÉPHALE.

Ce ver connu sous le nom de *Tænia large* (*Tænia
lata*, L.), *Tænia à anneaux courts*, *Tænia non
armé* (1), *Tænia sans épines*, a été très-long-temps
confondu avec le précédent, et l'est encore le plus
souvent par les praticiens, parce qu'il en a tout l'aspect, les formes extérieures, tellement qu'il faut
le microscope pour le reconnaître avec certitude;
il habite les mêmes lieux chez l'homme.

Il est généralement beaucoup moins long que le
Tænia vulgaire, et on assure qu'il passe rarement
douze à vingt pieds; il a, le plus souvent, une
couleur grise, qui l'a fait désigner par l'expression
de *Tænia grisea*, par Pallas; il est plus mince,
plus large, à anneaux plus courts que le précédent.
Sa *tête* n'est pas plus volumineuse, mais elle a la
forme plus ovoïde, et au lieu de présenter quatre

(1) Le nom de *Tænia armé* est fort équivoque. Le plus grand
nombre des auteurs le donnent au *Tænia solium*, L. , à cause
de la couronne de crochets qui entoure parfois le point central
de sa tête, ou peut-être parce qu'il a , dans quelques cas, une
espèces de tube ou de prolongement de ses papilles latérales.
D'autres désignent par cette épithète le *Tænia lata* , ou Bothriocéphale. Il vaut mieux bannir cette expression du langage
médical, et dire *Tænia vulgaire* et *Bothriocéphale*.

orifices papillaires, il n'y en a que deux ; l'extrémité antérieure de celle-ci offre l'aspect d'une sorte
de fente (voyez la planche 5 de Bremser) ou bouche
dont on ne connaît pas les fonctions, si elle en a, car
on rapporte la succion aux papilles, bien qu'on les
dise le plus souvent imperforées ; le *col* de ce ver
est nul, c'est-à-dire qu'il n'est pas distinct pour
le volume de celui du corps, loin d'offrir la texture
déliée du Tænia vulgaire. Quelques auteurs le disent légèrement laineux, mais aucune des figures
que nous avons consultées ne le représente dans
cet état. Le *corps* se compose d'anneaux courts,
plus larges que longs, et souvent à peine distincts,
tellement que quelques auteurs l'ont nommé
Rithelminthus, ver ridé. Ces anneaux n'ont pas de
pore latéral, mais il est sur les deux faces et au
milieu, et quelquefois on en voit deux à côté l'un
de l'autre (comme dans la planche 5 de Bremser).
On remarque dans ces fossettes, avec un instrument grosissant, vers le centre, une sorte de petit
dard ou épine qui conduit à l'oviducte, que quelques-uns croient l'organe mâle ; ce qui fait qu'on
peut reconnaître la nature de ce ver sur un seul anneau. La *queue* du Botriocéphale se termine carrément comme celle du Tænia commun. On a avancé
que ses anneaux ne se détachaient pas et ne sortaient pas sous forme de *cucurbitains* comme ceux
du Tænia, mais que l'animal était expulsé plus volontiers en morceaux, ce qui est inexact, comme on

le verra parmi les observations placées dans ce mémoire.

On conçoit, d'après cette description, que ce ver devait être distingué du Tænia vulgaire., et qu'il devait même être placé dans un genre séparé, ce qui a été fait par Rudolphi (*Synopsis*, 136), qui l'a mis dans son genre *Bothriocephalus*, dont il a les caractères, sous le nom de *B. Latus*. Ainsi donc il ne faut pas chercher dans ce ver le col délié du solitaire, puisqu'il n'y existe pas, ce qui amène toujours de l'indécision pour connaître l'expulsion complète de cet entozoaire. On assure qu'il cause de plus grande douleur chez l'homme que le Tænia commun et qu'il est plus difficile à expulser; la première assertion est plus que douteuse; et quelques auteurs prétendent même le contraire; la seconde est erronée, comme on le verra par la suite. On observe plus souvent le Bothriocéphale en Suisse, (tellement qu'on le nomme parfois *ver de Genève*), en Pologne, en Livonie, en Russie, en Allemagne, dans quelques cantons de France, etc. Le docteur Erdmann dit qu'il est très-commun sur les bords de la Baltique; que ce ver ne provoque pas d'accidens marqués; que souvent des masses entières en sont expulsées spontanément ou par l'usage des anthelmintiques, ce qu'il attribue à l'absence des crochets; qu'il faut des agens moins forts pour l'expulser, etc. (*Bulletin des Sciences Médicales* de Férussac, XVI, 65). Cependant il paraît qu'il est partout beaucoup moins fréquent que le *Tænia solium*; à Paris, M. de Blainville dit ne l'avoir jamais observé, et nous sommes dans le même cas jusqu'ici. On connaît moins ses habitudes, et ce qui a rapport à la durée de sa vie, que celles du précédent, sans doute à cause de sa moindre fréquence.

Ce sont là les deux seules espèces de vers plats, de l'ancien genre *Tænia* de Linné, qui habitent le corps de l'homme; ceux qui en ont admis d'autres, comme le *Tænia vulgaris*, le *Tænia canina*, etc., n'ont pas fait attention qu'ils prenaient des variétés du *Tænia solium* pour des individus distincts. On sait très-peu de chose sur l'anatomie et les fonctions de ces deux espèces de Cestoïdes; à peine connaît-on leurs organes reproducteurs, et on n'a que des conjectures sur les digestifs, etc.

§ II. *Des symptômes produits par la présence du Tænia chez l'homme.*

Lorsque le ver solitaire habite les entrailles de l'homme, il y produit des symptômes nombreux qui y indiquent sa présence, et qui servent à éveiller l'attention des malades et des médecins pour chercher à l'en expulser; les uns sont locaux ou directs, les autres symptomatiques.

Parmi les directs, il faut placer des picotemens, des tiraillemens et des douleurs (1) dans la région

(1) M. le docteur Louis dit n'avoir pas observé ce symptôme

épigastrique, et autour du nombril ; un sentiment de poids et d'ondulation que les malades éprouvent dans divers points de l'abdomen, dont le volume est variable par places et quelquefois bosselé ; il y a fréquemment des borborygmes, des coliques, de la diarrhée de produits ; l'appétit est inégal, mais le plus souvent fréquent, fort vif, et renaissant subitement ; les digestions sont lentes, pénibles, etc. Tous ces symptômes sont équivoques, et peuvent exister dans des affections dont le Tænia ne serait pas la source, surtout dans des névroses, etc., etc. ; le seul qui offre l'assurance positive de l'existence de ce ver, est la sortie de cucurbitains, qui devient ainsi *pathognomonique*, et sans lequel on ne peut affirmer que le ver existe, ni conséquemment faire de traitement curatif. Ces portions sont évacuées ordinairement avec les selles, quelquefois dans l'intervalle, et alors on les trouve dans les vêtemens, dans le lit, etc. Il y a des sujets qui en rendent tous les jours ; le plus ordinairement il n'en sort que de loin en loin, et après avoir éprouvé un redoublement des symptômes habituels ; on a l'exemple de gens qui en ont rendu pendant dix à vingt

chez les hommes, dans une notice intitulée *Rapport sur le traitement du tænia par le remède du sieur Darbon* (imprimée dans ses *Mémoires et recherches sur plusieurs maladies*, p. 522, Paris, 1826, in-8°). On verra dans les observations qu'il a lieu aussi, mais plus rarement, chez eux.

ans, et jusqu'à trois mille dans cet espace de temps. On conçoit que lorsqu'on a le soupçon de l'existence du Tænia chez un sujet, il faut lui recommander d'examiner ses garde-robes avec le plus grand soin tous les jours, ou plutôt chacune d'elles.

Les symptômes sympathiques sont bien plus nombreux que les précédens et moins indicatifs encore qu'eux ; ou peut les diviser en ceux qui sont assez fréquens et ceux qui sont plus rares. Parmi les premiers il faut ranger le prurit à l'anus, au nez, la céphalalgie, une petite toux avec sputation fréquente de salive, qui inonde quelquefois la bouche, surtout le matin, la mauvaise haleine, la langue chargée, des vomissemens glaireux ; les malades ont parfois un sommeil pénible, des rêves fatigans, des douleurs à la nuque, dans les membres, etc. Les symptômes plus rares sont des mouvemens convulsifs, la dilatation de la pupille (1), le trouble de la vue, la cécité même, la perte de la mémoire, la surdité, des palpitations du cœur, de l'oppression, de l'aphonie, etc., etc.

Les gens qui sont en proie au Tænia sont en général tristes, moroses, mélancoliques, inquiets ;

____

(1) On a dit que l'absence de ce signe dans le Tænia était ce qui le distinguait des autres vers humains où il existe comme on sait. Mais nous verrons dans les observations qu'il a lieu aussi dans quelques cas pour lui.

ils éprouvent des douleurs vagues et mobiles, de
la lassitude, ont parfois de la peine à se soutenir, à
marcher, ils maigrissent ; on en voit même qui
sont épuisés et dans un véritable marasme ; il y en
a qui conservent leur embonpoint ordinaire, et
même qui paraissent plus gras par suite de bouf-
fissure qu'ils ont au visage, etc.

Il y a parfois des symptômes accessoires à ceux
des deux ordres dont nous venons de parler , mais
ils appartiennent à des maladies concommitantes,
c'est-à-dire qui existent en mêmes temps ; tels seraient ceux de la phthisie, ou de toute autre maladie chronique.

Les phénomènes morbifiques qui sont produits
par l'existence du Bothriocéphale sont les mêmes
que les précédens ; de sorte que ce n'est , comme
nous l'avons déjà dit, qu'à la sortie d'une portion
du ver qu'on peut le reconnaître : encore cela n'est-il
pas toujours facile sans microscope, et peu utile
d'ailleurs, puisque la conduite à tenir et le traitement à faire sont les mêmes.

§. III. *Des traitemens anciens du Tœnia.*

On a tenté dès les premiers temps de la médecine grecque de trouver des remèdes pour expulser le Tænia du corps humain ; les praticiens ont
continué depuis leurs recherches sur cet impor-
tant sujet : aussi les formules prétendues curati-

vés se sont-elles multipliées malgré et probablement à cause de leur insuffisance, puisque aucune d'elles n'était certaine. Les médecins du siècle dernier se sont surtout occupés de ce point de thérapeutique et leurs efforts n'ont guère été plus fructueux que ceux de leurs devanciers pour débarrasser de ce parasite incommode, bien que plusieurs d'entre eux aient vanté leur traitement comme infaillible. Le mystère apporté à l'emploi de plusieurs de ces méthodes en a augmenté le mérite aux yeux du public, et leur a donné une célébrité qu'elles n'eussent point acquise sans cette circonstance, digne du charlatanisme et répudiée par le médecin probe.

Les moyens indiqués contre le Tænia sont en si grand nombre que nous nous bornerons à les énumérer. On peut les diviser en plusieurs séries. 1°. Les uns, qui paraissent être les plus anciennement employés par les modernes, sont les drastiques, tels que la gomme gutte, le plus souvent prescrit d'entre eux, la résine de jalap, la scammonée, la coloquinte, la cévadille, le tabac, la gratiole, l'aloès, etc. 2°. D'autres étaient tirés des métaux, tels que le mercure si fréquemment donné contre les parasites de l'homme, l'étain, l'antimoine, le fer, le cobalt, l'arsenic même (la teinture de Fowler a été conseillée par Louis Frank à la dose de vingt-cinq gouttes), etc. 3°. Un troisième ordre de tænifuges se composait des diffusibles ou substances

pénétrantes, tels que l'éther, l'alcool, l'acide hydro-
cyanique, l'essence de térébenthine, la poix, etc.
4°. Un quatrième renfermait les corps âcres, volatils,
comme l'ail, l'*assa fœtida*, l'huile de Dippel, celle
de pétrole, les huiles essentielles des plantes la-
biées, celles de la famille des Orangers, etc. 5°. Un
cinquième avait pour base des matières salines,
amères; on y voyait figurer le sel marin, l'eau de mer,
certaines eaux minérales salines, le sel ammoniac, la
tanaisie, le carthame des teinturiers, la rue, la balsa-
mite, la sabine, l'écorce de mûrier, la menthe poi-
vrée, le lupin, etc. 6°. Dans un sixième on remarquait
des corps gras, tels que l'huile de ricin si préconisée par Odier, celle de noix (par Dioscoride), celle
d'olive (par Labillardière), son marc; celle de lin,
et même l'infusion de lin vert, etc. 7°. Une dernière
catégorie était formée par des végétaux ou des matières végétales ou animales inertes, sucrées, aci-
dules, féculentes. Ainsi on a conseillé contre ce ver
le réglisse, la carotte, le chou, les fraises, le suc
de citron, celui de grenade, de verjus, le lait de
jument, etc., etc. On peut mettre dans l'appendix
de ces moyens thérapeutiques quelques autres
médicamens qui ne peuvent y trouver place, tels
que l'opium conseillé par Bourdier, la fougère mâle,
l'eau glacée, l'acide carbonique, etc. Tous ces
agens indiqués contre le Tænia ont eu leurs prô-
neurs, leurs fauteurs. Les uns en délivrent l'homme
en asphyxiant ce ver au moyen des huiles grasses, qui

bouchent ses pores absorbans, etc., ainsi que cela a lieu pour les autres insectes; en le gelant pour ainsi dire à l'aide de l'eau très-froide; en l'empoisonnant par les métaux, les amers, les diffusibles; en le gorgeant de nourriture surabondante par les corps féculens, sucrés; en le chassant au moyen de purgatifs plus ou moins forts, etc. Aucun de ces moyens thérapeutiques ne paraît agir d'une manière spécifique, comme cela a lieu pour le végétal dont nous parlerons après avoir exposé les formules dont les médicamens précédens font la base, et qui ont été publiées à des époques différentes; quelques-unes étaient employées jusque dans ces derniers temps, mais toutes sont abandonnées aujourd'hui des médecins au courant de la science pour faire place à un traitement simple, clair et infiniment plus sûr d'expulser le Tænia. Ce n'est donc, en quelque sorte, que sous le rapport historique que nous les faisons connaître; et pour montrer jusqu'où pouvait aller, relativement au plus grand nombre d'entre eux, la polypharmacie ou l'absurdité sur ce point particulier de notre art, exploité si fructueusement de tout temps par le charlatanisme, et afin qu'on apprécie davantage le bienfait de la nouvelle méthode à l'aide de laquelle on délivre si facilement aujourd'hui de ce cruel parasite (1).

(1) M. Guilbert prétend que la présence du Tænia cause

I. *Méthode d'Alston* (achetée par le roi d'Angleterre). On purge le malade *avant le changement de lune* avec les follicules de séné et la manne; on lui fait prendre le *vendredi suivant,* une once de limaille de zinc pur, passée au tamis, dans deux onces de sirop simple; le *samedi* une demi-once de zinc dans deux onces de sirop, et autant le *dimanche.* On purge de nouveau le *lundi* avec la même médecine qu'avant le traitement. Cette méthode, indiquée à Alston par un charlatan, fait rendre des portions de Tænia; mais Bremser dit que deux ou trois mois après il a toujours vu le ver causer de nouvelles incommodités, et les malades revenir lui demander une nouvelle guérison. Aussi l'a-t-il abandonnée (1).

rarement des incommodités notables; qu'il peut exister long-temps chez l'homme sans compromettre sa santé; qu'il sort le plus souvent spontanément et à l'insu du sujet qui le porte : en conséquence il ne veut pas qu'on fasse de traitemens contre ce ver, parce que, suivant lui, ils deviennent plus souvent la source de maladies que l'animal même; il dit qu'il suffit seulement de nourrir abondamment les sujets (*Formulaire pratique des Hôpitaux civils de Paris*, 4ᵉ édit., Paris, 1832, p. 403). Les nombreux malades qui viennent réclamer avec instance les secours de la médecine ne paraissent pas être de son avis.

(1) La *poudre de Guy*, vantée contre le Tænia, est composée de : limaille d'étain, sept onces; mercure coulant, une once; soufre, un gros; F. S. L. On triture dans un mortier jusqu'à ce que le tout soit réduit en poudre; la dose est de vingt

II. *Méthode de Beck.* Prenez mercure doux, un scrupule; corne de cerf brûlée, cinnabre d'antimoine, de chaque dix grains; mêlez ces poudres. Le malade prendra ce mélange à quatre ou cinq heures de l'après-midi, dans une cuillerée d'eau; le soir, après avoir mangé un potage, il doit avaler deux onces d'huile d'amandes douces; le lendemain matin il prendra une des trois prises d'une autre poudre faite avec un gros de racine de fougère; jalap, gomme gutte, chardon bénit, ivoire brûlé, de chaque un demi-gros: mêlez et divisez en trois paquets. Il y a souvent, alors, dans l'espace de deux heures, deux ou trois vomissemens et des selles; on examine celles-ci, et on donne un second paquet deux heures après le premier, si on n'y trouve pas le Tænia, et le troisième si les deux premiers ne produisent pas l'effet désiré. Lorsque le ver n'est pas évacué par ce moyen, on donne un lavement fait de la décoction de plantes amères, à laquelle on ajoute du sulfate de magnésie; et si le ver ne sort pas davantage, on prescrit, pour être administrée dans l'espace de trois heures, la poudre suivante : jalap, un gros; gratiole, un scrupule; divisez en trois doses. Cette méthode, si compliquée, n'a été essayée par aucun helminthologue bien connu. (Elle est décrite par Lange dans

à trente grains. L'*or musif* est une autre préparation d'étain vantée contre le Tænia.

le tome XVII, p. 193, du *Journal d'Hufeland*.)

III. *Méthode de Clossius*. Il donnait d'abord un gros de térébenthine pour essayer le ver, c'est-à-dire pour s'assurer de sa présence à l'aide de la sortie de cucurbitains : s'il en sortait, il nourrissait le malade pendant un mois avec du poisson salé, du fromage, du jambon, etc.; il lui faisait boire plus de vin que d'habitude; et lorsqu'il voulait faire le traitement, il administrait plusieurs soirs, pendant plusieurs jours, un grain d'opium; et avant, une poudre composée de mercure doux, douze grains; yeux d'écrevisse, *idem;* du spécifique céphalique (nous ignorons ce que c'est que ce composé), six grains. Elle se prend à quatre ou cinq heures de l'après-midi, dans une cuillerée d'eau; le malade doit souper légèrement, puis avaler une once d'huile d'amandes douces. Le lendemain matin, étant au lit, on lui donne une dose de la poudre drastique suivante: gommegutte, vingt-cinq grains; racine d'angélique, huit grains; chardon bénit, poudre épileptique, de chaque un scrupule; mêlez et divisez en trois paquets égaux. Elle cause deux ou trois vomissemens et quelques selles que l'on facilite avec du thé faible : si deux heures après il n'y a rien dans les excrémens, on fait prendre la seconde portion de la poudre; et deux heures et demie après, la troisième, s'il en est de même. L'auteur assure que ce remède ne manque jamais de faire rendre le ver. (Décrit dans les

Annales de Fritze , et le *Magasin* de Baldinger.)

IV. *Méthode de Pierre Desault* (qu'il ne faut pas confondre avec le célèbre J.-P. Desault). Il donnait alternativement, et de deux jours l'un, une dose de calomel à l'intérieur, et faisait faire une friction mercurielle à ses malades attaqués de *Tænia*. Elle est inusitée. (*Diss. sur les maladies vénériennes*, etc. ; Bordeaux, 1733, in-12.)

V. *Méthode de Richard de Hautesierck*. Le malade prend une fois, et le réitère tous les huit jours, les deux bols suivans : gomme gutte, dix grains; coloquinte, trois grains; une amande amère; triturez et mêlez avec suffisante quantité de sirop d'absinthe pour deux bols. Lorsqu'on veut traiter à fond le sujet, on lui donne matin et soir deux autres compositions ainsi qu'il suit : aloës, *asa fœtida*, de chaque une once; sel d'absinthe, demi-once; huile de romarin, deux scrupules; faites, avec ce qu'il faudra d'élixir de propriété, des bols du poids de dix grains; on boit par dessus de la décoction de fougère mâle. Dans la journée on administre un opiat fait avec étain et mercure coulant, de chaque une once; on fait liquéfier l'étain qu'on verse sur le mercure (chauffé sans doute), et on triture jusqu'à ce que ce dernier soit éteint; on mêle cette poudre avec la conserve d'absinthe. (Bremser, *Traité zoologique*, etc., p. 463.) (1)

(1) Bremser (*loc. cit.*, p. 464) remarque que nos poids

VI. *Méthode d'Herrenschwand.* Le malade prend, deux jours consécutifs, le matin et le soir, un gros de fougère mâle pulvérisée dans un liquide approprié, ou en un bol s'il l'aime mieux ; le troisième, on lui prescrira la poudre suivante : gomme gutte, douze grains ; sel d'absinthe, trois grains ; savon de Starkei, deux grains ; pour un bol. Trois heures après on donne une once d'huile de ricin d'*Amérique* (1), et une autre once à une heure de là, et une troisième si le ver n'est pas rendu deux autres heures après. On prescrit le soir un lavement avec le lait et l'huile de ricin, si le ver n'était pas sorti. Il paraît que, dans quelques autres formules, Herrenschwand ajoutait de la gratiole, de la scammonée, du mercure, etc.; ce qui prouve l'insuffisance de son procédé ordinaire, abandonné aujourd'hui. (Bremser, *Traité zoologique* , etc., p. 464.)

VII. *Méthode d'Hufeland.* Les malades boivent

médicinaux pèsent un sixième de plus que ceux d'Allemagne, de sorte qu'on doit, pour exécuter les formules allemandes, ôter ce sixième. Ainsi lorsqu'on trouve un scrupule dans l'ordonnance d'un médecin de cette nation, il faut ne mettre que vingt de nos grains.

(1) Cet auteur conseille l'huile de ricin d'Amérique, parce qu'elle est, dit-il, beaucoup plus purgative que celle d'Europe. Il eût pu ajouter qu'elle est parfois drastique, parce qu'il y a souvent de celle des semences de pignon d'Inde, *Jatropha Curcas*, L., mêlée avec elle.

tous les matins à jeun une décoction d'ail dans du lait, et trois fois dans le jour une cuillerée à bouche d'huile de ricin. En outre, ils prennent une demi-once de limaille de zinc mêlée à la conserve de roses tous les jours, et font plusieurs frictions sur le ventre avec l'huile de pétrole ; le soir on leur donne un lavement avec du lait ; la nourriture habituelle doit consister en substances salées. Ce traitement doit être continué pendant plusieurs semaines, jusqu'à ce qu'on voie la tête du Tænia dans les selles. Hufeland recommande de boire des eaux de Pyrmont ou de Dribourg pendant toute sa durée. (*Journal* d'Hufeland, X, p. 178.)

VIII. *Méthode de Lagène.* Le malade prend, avant de se coucher, un lavement avec la décoction de fougère ; le lendemain matin, il fait usage de la poudre suivante délayée dans du vin blanc, trois jours de suite : valériane récente, un gros ; coquille d'œufs calcinée et préparée, vingt grains. Il restera couché et se couvrira bien pour tâcher de suer. Le quatrième jour on lui donnera un purgatif composé ainsi : mercure doux, dix grains ; panacée mercurielle, quatre grains ; diagrède sulfuré, douze grains : pour faire, avec suffisante quantité de sirop de fleurs de pêcher, ce que vous voudrez de pilules qu'on prendra à jeun et de suite. Deux heures après, le malade boira une tisane préparée avec une demi-once de séné bouilli dans deux livres d'eau, avec addition de huit grains de sel de tartre. Une heure plus tard on lui donnera un bouillon gras. La tisane purgative est continuée ou suspendue suivant qu'il y a dévoiement ou constipation. Le soir on prescrit un autre lavement de fougère; on fait vomir, avant d'employer ce traitement, les sujets qu'on y soumet et qui ont la langue saburrale, etc. (Bremser, *Traité zoologique*, etc., p. 467.)

IX. *Méthode de Liéutaud.* On prend en une fois une poudre composée de diagrède, crême de tartre, de chaque douze grains; d'antimoine diaphorétique, dix grains; d'un demi-gros de fougère mâle, de la même quantité d'écorce de racine de mûrier : mêlez. Le même auteur propose aussi contre le Tænia de prendre en une fois le bol suivant: sabine, semences de rue, de chaque huit grains; mercure doux, quatre grains; huile essentielle de tanaisie, six gouttes; faites un bol avec suffisante quantité de sirop de fleurs de pêcher. (Lieutaud, *Précis de matière médicale*, I, 432 et 433.)

X. *Méthode de Mathieu* (achetée par le roi de Prusse Guillaume III). Elle consiste dans l'administration des deux électuaires suivans. Le premier est composé d'une once de limaille d'étain; de racine de fougère mâle récente, six gros; de *semen contra*, demi-once; de jalap et de sulfate de potasse, de chaque un gros; de miel, suffisante quantité. Le second est préparé avec quarante-huit grains de jalap et autant de sulfate de potasse; vingt-quatre de scammonée; dix grains de gomme gutte; suffisante quantité de miel. Pour employer ce traitement, on met d'abord le malade à un régime sévère; on ne le nourrit que de bouillons maigres, de viandes salées, de potages légers, de légumes; on administre toutes les deux heures une cuillerée à café du premier électuaire pendant deux ou trois jours; on donne ensuite le second, aussi par cuillerée à café et pendant le même espace de temps; on alterne ainsi jusqu'à ce que le ver soit expulsé, ce que l'on facilite au moyen de quelques onces d'huile de ricin ou par un lavement de la même huile. Bremser remarque qu'un pareil traitement ne méritait pas d'être acheté. (Publié dans les *Éphémérides* de Formey et le *Journal* d'Hufeland.)

XI. *Méthode de Meyer.* Son but est de tuer le Tænia par le dégagement du gaz acide carbonique. On fait prendre deux ou trois gros de carbonate de magnésie en poudre au malade, et aussitôt après du tartrate acidule de potasse; ce qui procure un dégagement considérable de ce gaz. On prend ces sels d'heure en heure, par cuillerée à café. Ce traitement est sans valeur et presque insignifiant. (*Dictionn. des sciences médicales*, LIV, 247.)

XII. *Méthode de Chabert* (ancien directeur de l'école vétérinaire d'Alfort). Elle consiste à donner l'huile empyreumatique de Dippel unie à l'essence de térébenthine, un gros de chaque, que l'on prend pendant dix jours, étendue dans suffisante quantité d'eau ou de tisane. Quatre ou cinq heures après l'ingestion de ce mélange, qu'on appelle *huile vermifuge de Chabert*, on donne un lavement avec même dose d'huile empyreumatique dans une livre d'eau. On a fait beaucoup d'emploi de cette manière de tuer le Tænia. S'il faut en croire les auteurs, lorsqu'on s'en sert, ce ver ne sort que plusieurs jours après sous forme de putrilage et presque méconnaissable.

XIII. *Méthode d'Odier.* On donne trois onces d'huile de ricin par jour aux adultes, pendant plusieurs jours, par cuillerée à soupe, de demi-heure en demi-heure et par cuillerée à café aux enfans. On fait du reste le traitement de Nouffer, dont l'huile de ricin remplace le bol purgatif.

XIV. *Méthode de Ratier.* Cet ancien praticien propose d'expulser le Tænia avec le bol suivant : sabine en poudre, vingt grains ; semences de rue, quinze grains ; mercure doux, dix grains ; huile essentielle de tanaisie, douze gouttes ; sirop de fleurs de pêcher, suffisante quantité. Le malade doit ne prendre que la moitié de ce bol le matin, l'autre l'après-dîner, en buvant, après chaque dose, un bon verre de vin dans lequel on a fait macérer des noyaux de pêche. (*Journal de médecine*, in-12, 1768, t. XXVIII, p. 44.)

XV. *Méthode de Rosenstein* (ou Rosen). Il fait boire aux malades une très-grande quantité d'eau très-fraîche le matin à jeun ; Bréra, qui s'est servi de cette méthode, ajoute du sel marin dans cette eau; ce qui a fait administrer l'eau de mer, et quelques eaux minérales salines par d'autres auteurs.

XVI. *Méthode de Schmucker.* Elle consiste à prescrire la cévadille (*Veratrum Sabadilla*, L.) en poudre ou en pilules, après avoir purgé le malade avec la rhubarbe et le sel de Glauber. Le lendemain de la purgation, on donne au malade un demi-gros de cévadille en poudre, mêlée à égale quantité d'*Oleo-saccharum* de fenouil, après quoi il boit une à deux tasses d'infusion de sureau ou de camomille, et une heure plus tard une tasse d'eau d'orge; le jour suivant, même dose de cévadille qui provoque, comme la précédente, des vomissemens et des selles. Si le malade ne rend pas de ver, il ne doit prendre le troisième et le quatrième jour, matin et soir, que six grains de cette substance : il se purgera de nouveau, le cinquième; et le sixième il prendra en se levant et en se couchant trois pilules de cinq grains de cévadille incorporée avec le miel. On continue alternativement une purgation et les pilules, jusqu'à ce que le malade rende le Tænia. Ce traitement est des plus incendiaires, et n'a guère été employé que par son auteur. (Bremser, *Traité zoologique*, etc., p. 480.)

XVII. *Méthode de Weigel.* On fait dissoudre une demi-once ou une once de sel de Glauber dans deux livres d'eau de fontaine, et l'on en boit tous les soirs une tasse; le malade prend en outre, dans la journée, trente gouttes de l'élixir vitrioli-que de Mynsicht, ou dix gouttes d'élixir acide de Haller, dans une demi-tasse d'eau commune. On continue ce traitement plusieurs mois, jusqu'à ce qu'on rende le ver. (*Idem*, page 482.)

XVIII. *Méthode de madame Noufer* (achetée par Louis XVI). Elle a été pratiquée pendant vingt ans avec mystère à Morat en Suisse, où les mala-des se rendaient de toutes parts, et sa grande répu-tation l'a fait aquérir en 1776, moyennant 18 mille francs (1). On donne, la veille du traitement, une panade composée avec deux onces de pain, trois de beurre, un peu de sel et l'eau nécessaire; on la mange à souper; puis un quart d'heure après, on boit un gobelet de vin blanc avec un biscuit trempé dedans. Si le malade est constipé, on lui recommande de prendre un lavement émollient auquel on ajoute un peu de sel et deux onces d'huile d'olive. Le lendemain, de bonne heure, il prend trois gros de fougère mâle en poudre, dans six onces de décoction de fougère; si ce médica-ment était vomi, il faudrait administrer de nou-

(1) *Précis du traitement contre le Tænia ou ver solitaire, pratiqué à Morat, en Suisse.* Paris, 1775, in-4°.

Idem. *Traitement contre le Tænia ou ver solitaire, pratiqué à Morat en Suisse, examiné et approuvé à Paris, publié par ordre du gouvernement.* Paris, 1776, in-8°, Imprimerie royale.

veau la même dose. Deux heures après, il devra prendre en une ou plusieurs fois un bol composé de : panacée mercurielle, scammonée, de chaque dix grains ; gomme gutte, sept grains : mêlez, et faites-en un bol avec la confection d'hyacinthe ; on boira par dessus une ou deux tasses de thé léger. Le malade se promenera ensuite dans sa chambre, et reprendra du thé à chaque purgation, jusqu'à ce que le ver soit rendu. Si quelque portion du bol a été vomie, ou si le Tænia ne sort pas, ce qui arrive assez fréquemment, on purge au bout de huit heures avec le sel de Sedlitz, à la dose de deux à huit gros, dans un verre d'eau ; on le donne aussi pendant l'action du bol, si le ver reste suspendu à l'anus pour achever de le faire sortir. On recommence le traitement le lendemain si le premier a échoué, soit que le bol ait été vomi, soit par toute autre cause. Ce remède, d'après l'auteur, agit plus sûrement contre le ver Bothriocéphale (plus commun à Genève suivant quelques personnes que le Tænia ordinaire, ce qui ne nous paraît pas prouvé du tout) que contre le dernier ; et il réussit mieux dans le temps frais que dans les chaleurs de l'été. Il y a des gens qui l'ont employé jusqu'à trois et quatre reprises, et qui à chaque fois jetaient des portions de Tænia, sans avoir obtenu de guérison radicale, l'animal s'étant toujours représenté ; d'autres en ont fait usage sans aucune espèce de succès. D'après l'opinion des com-

missaires français chargés de l'examen du remède
de Nouffer, le Bothriocéphale exigerait des remèdes moins actifs que le Tænia; la fougère, suivant eux, aurait une action presque spécifique
contre lui.

XIX. *Méthode de Storck*. Prenez : sulfate de soude,
racine de valériane, jalap, de chaque un gros;
oxymel scillitique, quatre onces : on mêle les
poudres au sirop, dont on donne une demi-once
quatre fois par jour aux adultes, un quart d'once
ou moitié à ceux qui sont plus jeunes, etc. (*Annus
medicus*, 1ʳᵉ partie, page 176, n° 32.)

XX. *Méthode de Renaud*. Ce médecin donne
avant le traitement un lavement composé avec de
l'eau chargée de savon ; les cinq jours suivans, un
gros de racine de fougère mâle, dans l'eau de
pourpier ; peu de temps après, un bol composé
de six grains de mercure doux, d'autant de jalap
et de rhubarbe, liés avec du miel ; la boisson ordinaire est la décoction de fougère mâle. (*Dict. des
sciences médicales*, LIV, 248.)

XXI. *Méthode de Bourdier*. On donne le matin
un gros d'éther sulfurique dans un verre de décoction de fougère mâle ; quatre à cinq minutes
après, on prescrit un lavement avec la même décoction, dans laquelle on ajoute aussi un gros
d'éther ; à une heure de là on administre un
mélange de deux onces d'huile de ricin et d'une once
de sirop de fleurs de pêcher : on répète trois jours

de suite les mêmes moyens et de la même manière.
On est souvent obligé de revenir à plusieurs fois
à ce traitement, vu ses insuccès fréquens. Son auteur assurait qu'il réussit toujours lorsque le ver
est en partie dans l'estomac. (*Bull. de la société
philomathique*, et *Journ. génér. de médecine*, XIII,
476). Nous l'avons employé autrefois à plusieurs
reprises et toujours sans parvenir à expulser le
Tænia. Ce remède avait été indiqué auparavant
par F.-C. Médicus, dans son Traité des *maladies
périodiques sans fièvre*, page 284 de la traduction
qu'en a faite Lefèvre de Villebrune.

XXII. *Méthode du professeur Dubois.* La veille
au soir, le malade mange une panade ; le lendemain
matin, dans une tasse de bouillon aux herbes, il
prend une demi-once de racine de fougère mâle
en poudre ; une heure après on lui administre en
trois fois la poudre suivante : jalap, diagrède,
scammonée, gomme gutte, de chaque six grains;
mêlez, et divisez en trois paquets ; on fait boire du
bouillon aux herbes le reste de la journée. (*Formulaire des hôpitaux civils de Paris*, 4ᵉ édition,
p. 403.)

XXIII. *Méthode d'Alibert.* On donne pour boisson habituelle, le premier jour, la décoction de
quatre onces de racine de fougère mâle dans trois
livres d'eau réduites à deux, édulcorée avec deux
onces de sirop de mousse de Corse ; trois heures
après le repas on administre un bol composé de :

mercure doux, corne de cerf calcinée, de chaque trois grains; conserve de roses, quantité suffisante pour en faire un bol. Le second jour on prescrit le purgatif suivant : scammonée en poudre, dix-huit grains; racine de fougère mâle, une once; gomme gutte et mercure doux, de chaque douze grains : à prendre en une seule dose dans de l'eau sucrée ou mêlée de vin. (*Idem.*)

XXIV. *Méthode par l'essence de térébenthine.* Elle est préconisée en Angleterre, surtout depuis 1812; on donne en un seul jour depuis une demi-once jusqu'à deux onces d'essence, moitié le matin, l'autre le soir; le ver est souvent chassé par cette quantité lorsqu'elle ne produit pas de déjections trop nombreuses. Le docteur Pommer la répète deux ou trois jours de suite, à deux onces par jour, et assure qu'elle est sans inconvénient (*Archives générales de médecine*, novembre 1825, p. 427). Elle en a rarement autant qu'on pourrait le croire d'après l'activité de cette huile essentielle, qui serait plus nuisible, à ce qu'on assure, si on en donnait des doses moindres, sans doute parce qu'il faudrait en administrer plus long-temps. Cependant elle produit parfois de la fièvre, l'inflammation de l'estomac, de la vessie, de l'urètre, etc.; c'est d'ailleurs un remède détestable à ingérer de sorte qu'il doit être abandonné, surtout aujourd'hui que nous en possédons un si certain et si facile à prendre. Nous l'avons employé jadis deux fois avec succès, mais après un usage répété de cette essence. Knox dit que cette méthode fait seulement jeter des bouts de Tænia, mais qu'elle ne guérit pas. (*Journ. de méd. et de chir. d'Edimb.*, juillet 1821.)

XXV. *Méthode de Louis Frank.* Il prescrit l'essence de térébenthine unie à l'éther.

XXVI. *Méthode de Bremser.* Ce n'est qu'une modification de celle de Chabert; au lieu de donner l'*huile vermifuge* de ce dernier par la bouche et en lavement, il ne la fait prendre que par la première de ces voies; il en prescrit deux cuillerées à bouche matin et soir dans un peu d'eau, pendant huit à dix jours. Il présente préalablement un électuaire composé de : *semen-contra*, semences de tanaisie, de chaque demi-once; jalap et tartre vitriolé, de chaque deux gros, qu'on réduit en consistance d'électuaire avec l'oxymel scillitique (1); ce savant helminthologue employait avant ce traitement celui d'Alston, mais ses insuccès le lui firent abandonner pour celui-ci, qu'il assure avoir administré à plus de *cinq cents* (2) personnes. Il dit aussi qu'il a de particulier de ne pas faire rendre le ver entier, mais seulement à l'état

______

(1) Bremser se sert de cet électuaire contre toutes les espèces de vers intestinaux.

(2) Sur ce nombre, il assure n'avoir rencontré que *quatre* Bothriocéphales.

de putrilage , dont on trouve les débris dans les
selles au bout de quelques jours (Bremser ,
Traité zoologique, etc. , 486), comme cela a lieu
dans le traitement de Chabert (n° XII). Cette circonstance serait grave aux yeux des malades, qui ne
sont assurés de leur guérison que lorsqu'ils voient
leur ver et le touchent; le remède est d'ailleurs
très-désagréable à prendre; par sa grande activité,
il peut causer des phlegmasies, des irritations
intestinales, etc.

XXVII. *Méthode de Peschier* (1). Elle est très-
récente, et consiste à donner l'huile volatile ou *oléo-
résine*, extraite de la racine de fougère mâle à l'aide
de sa macération dans l'alcool ou l'éther (2) que
l'on prescrit à la dose de trente à trente-six gouttes, moitié le matin, l'autre le soir, dans un liquide
approprié, comme la décoction de la racine même;
on la réitère plusieurs fois s'il est nécessaire. Cette
manière d'administrer la fougère mâle réussit

(1) *Sur un nouveau moyen de tuer le tænia vulgaire* (Bibl.
univ. de Genève , t. XXX, p. 205 ; 1826).

(2) La fougère mâle (*Polypodium Filix mas* L.), a été employée dès le temps d'Hippocrate contre le Tænia. Elle entre
dans beaucoup de formules modernes dirigées contre ce ver, et
les médecins genevois la présentent comme expulsant plus
facilement le bothriocéphale que le ver solitaire. Il paraît que
la fougère femelle (*Polypodium Filix fœmina*, L.) et la fougère commune (*Pteris aquilina* , L.) et peut-être toutes nos
fougères indigènes , ont la même propriété tænifuge.

beaucoup plus souvent que la racine seule, ou même donnée comme dans le remède de Nouffer.

XXIX. On trouve dans le premier volume du *Journal de pharmacie* (page 529), une formule contre le Tænia, composée de trois onces d'essence de térébenthine, de six onces de miel, de trois gros d'eau de menthe; on prend le tiers de la potion le matin, les deux autres tiers le soir.

XXX. Enfin on a proposé une plante nouvelle, le *Brayera anthelmintica*, Kunth, qu'on trouve en Abyssinie, comme guérissant le Tænia (1).

Le docteur Kipse vient d'inventer à Breslau un nouveau remède contre le Tænia, qu'il tient secret, et que le gouvernement prussien se proposait d'acheter. Nous n'avons pas appris que ce projet ait été réalisé, ce que probablement la publicité donnée à la méthode employée aujourd'hui avec tant de succès aura empêché.

Nous venons de rapporter toutes les méthodes un peu connues de traiter le Tænia; on voit que la plupart sont composées de substances assez nombreuses; en général de médicamens actifs, ir-

(1) Brayer. *Notice sur une nouvelle plante de la famille des rosacées, employée avec le plus grand succès en Abyssinie contre le Tænia.* Paris, 1826, figure. — Elle n'est pas connue en Europe. Voyez notre *Dict. univers. de mat. méd.*, t. 1, p. 665.

ritans, énergiques, qui agissent avec plus ou moins
de force sur le canal intestinal, en même temps
qu'elles portent leur action sur le ver, et dont il
peut par conséquent résulter des désordres plus
ou moins grands dans l'économie animale. Il paraît que la plupart des auteurs, surtout ceux du
siècle dernier, ont eu pour idée principale que, plus
les agens thérapeutique étaient violens, plus on
était assuré qu'ils tuaient le ver. Les altérations
intestinales qui résultaient de pareils traitemens
ont été si nombreuses que plusieurs praticiens les
redoutaient plus que le ver même, et leur attri-
buaient les phénomènes pathologiques qu'ils
voyaient naître après leur administration, plutôt
qu'à la renaissance de l'animal; un assez grand
nombre de ces composés étaient d'un goût désagréable et d'une administration assez difficile.

Mais le plus fâcheux résultat de ces traitemens,
c'est qu'ils ne remplissaient pas le but qu'on se
proposait en les administrant, c'est-à-dire qu'ils
n'évacuaient pas complètement et sûrement le
Tænia, même à l'aide des méthodes les plus en
réputation, car quelques-unes sont absolument
sans propriétés : on parvenait bien, dans un assez
bon nombre de cas, à faire sortir des anneaux,
même des morceaux du ver; mais la tête n'étant pas
rendue, on voyait au bout de quelque temps re-
paraître les phénomènes indiquant la présence du
ver, et il fallait recommencer un traitement qui

souvent n'était pas plus certain que le premier.
Aussi Bréra, Bremser, etc., appelaient-ils de tous
leurs vœux un moyen plus assuré de guérir le
Tænia.

Nous possédons aujourd'hui ce bienfaisant
moyen, dans l'écorce de la racine de grenadier,
dont il va être question dans le reste de ce mémoire, qui guérit radicalement, sûrement, et nous
dirions presque agréablement le Tænia, traitement
qui a fait abandonner, avec raison, tous les autres
modes employés jusqu'ici.

CHAPITRE DEUXIÈME.

EMPLOI DU GRENADIER DANS LE TRAITEMENT DU TÆNIA.

§ I. *Notions transmises par les anciens sur les
propriétés tænifuges de l'écorce de la racine de
grenadier, mais restées complètement ignorées
des modernes.*

L'emploi de la racine du grenadier contre le ver
solitaire est, à la lettre, un médicament renouvelé
des Grecs; il a été indiqué chez eux par Diosco-

ride, et chez les Latins par Celse et Pline. Voici
la phrase du premier, que nous prenons dans l'édition de ses œuvres commentées par Mathiole, traduction de Dupinet : « *La décoction de la racine
de grenadier, prise en breuvage, tue les vers larges du corps, et les fait sortir.* » (Dioscoride, *lib.* 1,
c. 151.) Rien n'est plus précis et plus exact; on
peut dire que tout ce que nous savons aujour-
d'hui est renfermé dans ce peu de mots; cependant ce passage, qui a pu être lu par bien des
milliers de personnes, est pourtant resté ina-
perçu, parce que dans le même ouvrage il y a des
indications si ridicules, tellement erronées, sur
d'autres médicamens, que cet auteur a perdu toute
espèce de crédit, parce qu'on n'a aucun moyen
de distinguer le peu de vrai qui existe dans le re-
cueil si vaste, qu'il a transmis, du fatras de ses rê-
veries absurdes et superstitieuses, résultat de l'i-
gnorance qui existait alors en histoire naturelle et
surtout en matière médicale. Nous présumons que
les Grecs auront pu puiser l'indication tænifuge du
Grenadier dans l'Inde, pays où l'on dit ce traitement populaire de temps immémorial, où plusieurs
philosophes de cette nation ont voyagé, témoins
Pythagore qui vivait à peu près six cents ans avant
J.-C., Apollonius de Tyanes, etc., qui en auront
transmis la connaissance à leurs compatriotes. Ce
moyen paraît s'être ensuite répandu dans presque
tout l'Orient. Quoi qu'il en soit, ce n'est que dix-

huit cents ans après Dioscoride, c'est-à-dire depuis quelques années, que cette propriété du Grenadier a été retrouvée dans cet auteur, et après qu'on en eut fait un emploi avantageux, d'après les indications venues de l'Inde (1). Sur quoi nous ferons les deux remarques suivantes : 1° Qu'il est bien extraordinaire qu'aucun auteur de matière médicale n'ait parlé, dans tout ce laps de temps, de cet emploi du Grenadier; pas même Mathiole qui fait à cet endroit de Dioscoride un long commentaire, sur l'usage des fleurs, de l'écorce du fruit du Grenadier, du suc de ce fruit, etc.; ni même Murray, dans son savant *Apparatus medicaminum* (III, 262), le meilleur et le plus savant ouvrage de matière médicale que l'on possède, quoiqu'à son article *Punica*, il cite Dioscoride. 2° Que cela doit nous rendre réservés sur le peu de foi que nous accordons aux indications curatives données par Dioscoride et les anciens, et nous engager à les méditer, dans l'espoir d'y trouver encore quelques remèdes aussi certains contre des maladies réputées incurables, comme on croyait le Tænia jusque dans ces derniers temps, telles que la rage, l'épilepsie (contre laquelle l'histoire rapporte que Ménécrate, médecin de Philippe, roi de Macédoine, possédait une méthode curative certaine), la morsure des serpens, etc.

(1) Roché. *Un mot sur l'usage de la racine de Grenadier.* (Nouvelle Bibliothèque médicale, VII , 238.)

Le passage de Celse est moins précis et plus compliqué. Après avoir indiqué différens remèdes qu'il veut d'abord qu'on emploie contre le Tænia, comme l'écorce de mûrier, le poivre, la scammonée, l'ail, etc.; il ajoute : *Posteroque die mali punici tenues radiculas colligat, quantum manu comprehenderet; easque contusas in aquæ tribus sextariis decoquat, donec tertia pars supersit; huic adjiciat nitri paullum, et jejûnus bibat. Interpositis deindè tribus horis, duas potiones sumat talis aquæ, vel muriæ duræ huic adjectæ; tum desidat, subjectá calidá aquá in pelve.* (Lib. IV. c. 1 , sect. VI, n° 7, p. 209, édit. de J. Valart.) Cet auteur étant à peu près contemporain de Dioscoride (du premier siècle de l'ère chrétienne), il est difficile de décider s'il a pu consulter à Rome les ouvrages du médecin grec, ou apprendre cette propriété du Grenadier par les Romains qui , comme Cicéron, etc., allaient étudier les arts et les lettres à Athènes.

Pline, qui vivait aussi dans le même temps que Celse, dit que la grenade concassée, et cuite dans trois hémines (1) de vin, jusqu'à réduction des deux tiers, est un fort bon remède pour guérir les tranchées et pour tuer le Tænia ; et plus loin, que *la décoction de la racine de Grenadier fait périr le*

______

(1) Mesure qui contenait environ dix onces un gros, de nos poids, de liquide.

Tænia, prise au poids d'un *victoriat* (1). (Pline, *liber* XXIII, *cap.* 6, *ad finem*; tome VIII, pag. 102 et 105, de la traduction de Poinsinet.)

Marcellus Empiricus a aussi noté la vertu tænifuge de la racine du Grenadier (*cap.* XXVIII, *p.* 199); mais, cet auteur, qui paraît n'avoir pas été médecin, et qui n'a vécu qu'environ quatre siècles après les précédens, a probablement puisé dans leurs ouvrages ce qu'il en dit; peut-être aussi s'est-il procuré des renseignemens chez les Orientaux, car il avait habité la cour de Théodose-le-Grand.

Théophraste, qui parle du Grenadier (*lib.* I, *c.* 19), ainsi qu'Hippocrate (*De morbis*, lib. XVI), ne mentionnent pas sa propriété tænifuge.

On a dit, depuis qu'on a retrouvé l'indication du Grenadier contre le Tænia dans les anciens, et sans doute pour en ôter le mérite aux modernes, que plusieurs auteurs plus récens en avaient parlé. On a cité Fernel : nous avons vainement cherché un seul passage de son livre où il l'indique, quoique nous ayons vérifié les huit endroits où il dit quelque chose de cet arbuste (édit. de Leyde, 1645, 2 vol. in-8°). On l'a dit aussi d'Andry, mais sans plus de fondement (2). Il y a plus, c'est que,

(1) Pièce de monnaie, sur laquelle était représentée une Victoire, qui pesait environ trente-sept de nos grains.

(2) On trouve dans une thèse soutenue à l'école de pharmacie,

loin que les auteurs éloignés de notre temps aient voulu retrouver dans les anciens la propriété tænifuge du Grenadier, ils ont cru qu'il y avait erreur de la part de ceux-ci, et que cette vertu appartenait à l'écorce du fruit. Ainsi Weissius (1), dans une dissertation sur le fruit du Grenadier, prétend que Dioscoride a voulu parler comme anthelmintique, non de la racine, mais de l'écorce de son fruit. Voici ce passage : *Virtus anthelmintico incongrue radicibus mali punicæ, rectius vero corticibus tribueretur*, etc.

Nous pouvons assurer que, jusque dans ces derniers temps, personne n'avait fait attention aux passages de Dioscoride, de Pline, de Celse et de Marcellus, seuls auteurs qui aient parlé de la propriété tænifuge du Grenadier. Certes, on a lieu d'être étonné d'un pareil oubli qui a perpétué jus-

dont le titre sera donné plus bas, ce passage, à propos de celui de Pline où le naturaliste latin cite la propriété tænifuge du Grenadier : « Nous pourrions rappeler *Chœreas Medicus* et *Massurius Historicus*, etc., » comme ayant parlé de cette vertu. Nous ne pouvons nous imaginer où l'auteur a vu ces deux ouvrages, dont les noms d'auteurs ne se trouvent nulle part et qui ne peuvent pas même être des noms propres. Nous eussions désiré également connaître les titres de ceux compris dans cet *etc.* qui ont mentionné aussi la propriété tænifuge du Grenadier.

(1) *Diss. medica de malo punicâ. Præses*, J.-J. Baïer. *Altersdofii*, 1712, in-4°.

que dans ces derniers temps des traitemens infidèles, désagréables et parfois dangereux à prendre.

§ II. *Notions transmises depuis quelques années
par les médecins anglais exerçant dans l'Inde,
à ceux d'Europe, sur les propriétés tænifuges
de l'écorce de la racine du Grenadier.*

D'après le plus grand nombre des praticiens anglais qui habitent le Bengale, l'emploi de l'écorce
de la racine de grenadier contre le Tænia est une
coutume populaire dans ce pays ; les naturels se
guérissent de temps immémorial, par son moyen,
de ce ver auquel ils sont fort sujets (Ainslie, *Ma-
teria indica* ; etc. London, 1826, tom. II, p. 175).
Suivant une autre version, ce serait seulement en
1804, qu'un fakir musulman séduit par Robert
Home, Anglais, résidant à Calcutta, qu'il avait
guéri par son emploi d'un Tænia, aurait consenti,
moyennant deux molvitz d'or, à lui confier le secret de ce médicament, dont il instruisit John
Russel, médecin de la compagnie anglaise. Cette
anecdote (1), rapportée par Breton dans l'*Ap-
pendice aux transactions médicales et chirurgicales
de la société de Calcutta* (tom. Ier, pag. 363),
est peu probable. Il y a lieu de penser que, si les

____

(1) On la lit aussi dans la *Nouvelle Bibliothèque médicale*,
t. VI, p. 483, avec cette différence, que les vertus du Grenadier
auraient été découvertes par ce faquir, il y a un grand nombre
d'années ; ce qui est plus improbable encore.

Anglais de l'Inde n'ont pas connu plus tôt la vertu
du Grenadier contre ce ver, quoique établis dans
le pays depuis 1765, cela tient d'un côté à ce que
les naturels ont une médecine à eux, que leurs médecins tiennent secrète tant qu'ils peuvent; et de
l'autre à ce que les Anglais ne font nul cas de leurs
pratiques, la plupart effectivement absurdes, superstitieuses ou ridicules. Ils ont eu pour la médecine indienne, relativement au Grenadier, le
même mépris que nous avons eu pour l'indication de Dioscoride.

Quoi qu'il en soit, Buchanan (et non Buchanam)
lut en 1805, à la Société des sciences de Calcutta, une
notice sur l'emploi du Grenadier contre le Tænia,
qui fut publiée en 1807, (et non en 1813 comme
on le dit dans plusieurs ouvrages) dans l'*Edimburg
medical and surg. Journ.*, III, 22, une formule
qu'il tenait de Russel, pour guérir le Tænia à l'aide
de la racine de Grenadier; il indique huit onces
d'écorce de cette racine dans quatre pintes d'eau
réduites à deux; il joint à ce moyen deux gros de
semences de *Seca dala* (*Convolvulus nil*, L.) en
poudre, et autant de celles du *Pulas parapa* (*Ery-
thrina monosperma*, Lam.) aussi en poudre. On
met un peu de ces poudres dans la bouche avec
un petit morceau de sucre, puis on boit pardes-
sus une portion de la décoction chaude, et ainsi alternativement jusqu'à ce que l'on rende le ver.
Buchanan observe, il est vrai, que cette dose de

racine est trop forte; que les poudres qu'on y ajoute sont presque inertes et inutiles; et qu'on guérit avec une quantité de Grenadier bien moindre; il eût pu ajouter que cette méthode est détestable à employer : aussi l'a-t-on abandonnée, quoiqu'il en cite d'ailleurs plusieurs cas de guérison, ajoutant que MM. Russel et Shoolbred l'ont administrée ainsi que lui.

En 1810, le docteur Flemming publia un catalogue des plantes médicinales de l'Inde, dans les *Transactions médicales de Calcutta;* il y mentionne la vertu tænifuge de la racine de Grenadier, et indique des guérisons opérées par son moyen.

En 1814, Adam Burt, chirurgien au Bengale, adressa au docteur Pollock une lettre que celui-ci fit imprimer dans le tome X, page 419, du *Journal de médecine et chirurgie d'Édimbourg*, où il lui parle de plusieurs guérisons opérées par la racine de grenadier, d'après l'indication de Flemming, qu'il a constamment trouvée efficace. Il mentionne surtout le cas d'un enfant sevré depuis deux mois, etc.

En 1821, le docteur P. Breton (et non Berton ou Le Breton, ainsi qu'on le trouve parfois imprimé), envoya du Bengale, au docteur Roget à Londres, qui le fit insérer dans les *Transact. méd. chirurg.* de cette ville (tome XI, page 301), un mémoire contenant quatre cas de guérison du Tænia par la décoction de racine de Grenadier, quatre autres par la poudre de cette écorce, d'après les indications de

Flemming. Il donnait la décoction de deux onces d'écorce de racine de Grenadier dans une pinte et demie d'eau réduite aux trois quarts, bue par verrée, de deux heures en deux heures. Observons que les deux médecins précédens, exerçant à Calcutta, n'ont point eu connaissance de la notice de Buchanan, quoique publiée en Angleterre bien des années avant, et qu'ils n'ont donné le grenadier que d'après le catalogue de Flemming, imprimé à Calcutta.

Malgré notre voisinage, et nos relations avec l'Angleterre en 1821, ces travaux restèrent à peu près inconnus parmi nous; il n'en fut pas ainsi en Portugal, où il se trouva un médecin ami de son pays, qui s'empressa de répéter les expériences plus positives et plus récentes, contenues dans le mémoire du dernier auteur qui écrivit sur cette importante propriété du Grenadier; ce fut Bernardino Antonio Gomez (1), connu par divers travaux en médecine, en histoire naturelle, surtout par son excellent travail sur l'ipécacuanha (2), et son analyse du quinquina dont il découvrit, le premier, l'alcaloïde (3), si célèbre depuis, et qu'il nomma

(1) Dans les ouvrages imprimés sous ses yeux, son nom est écrit Gomes; dans les lettres que nous avons de lui il signe Gomez.

(2) *Memoria sobre a ipecacuanha fusca.* Lisboa, 1801, figures, trente-trois pages in-4°.

(3) *Ensaio sobre e cinchonino e sobre sua influencia*, etc.;

Cinchonine; qui mit ensuite MM. Pelletier et Caventou sur la voie de la découverte d'un autre principe encore plus usité, la *Quinine*. Il fit récolter la racine de Grenadier; et bien que cet arbrisseau croisse dans les haies aux environs de Lisbonne, il donna la préférence à celui des jardins; il suivit les erremens de Breton, dont il modifia, on ne sait pourquoi, car son changement ne fut pas heureux, le mode d'administrer l'écorce, et préféra avec raison la décoction à la poudre; il traita quatorze malades avec plus ou moins de succès par ce nouveau procédé, dont il imprima les observations dans un mémoire particulier (1). On les trouvera parmi celles réunies ici; ce célèbre médecin mourut peu de temps après.

Un hasard heureux nous ayant mis vers cette époque en relation avec Gomez, au sujet d'une famille portugaise, à laquelle nous donnions des

in-4° de seize pages (extrait des Mémoires de l'Académie de Lisbonne pour 1810).

(1) *Memoria sobre a virtude tænifuga do romeira* (grenadier) *com observacões zoologicas e zoonomicas a tænia, com huma estampa*; por B. A. Gomez, Lisboa 1822; in-8 de 30 pages; il le dédie *à son injuste, mais toujours chère patrie.*

Le fils de ce médecin portant exactement les mêmes noms, vient de soutenir à notre faculté de Paris une thèse intitulée : *Dissertation sur les vers plats articulés*, etc. Paris, 1831, in-4o, où il reproduit en partie le Mémoire de son père, en y ajoutant des détails plus étendus sur les *tænia*.

soins à Paris, et dont il avait été le médecin à Lisbonne, il nous fit part des expériences qu'il faisait alors sur la racine de Grenadier, et peu après il nous adressa son intéressant mémoire sur ce sujet. Nous pûmes apprécier de suite l'extrême utilité dont il devait être pour un grand nombre de sujets de notre pays en proie au Tænia, et dont rien n'avait pu les délivrer. Préjugeant de son extrême importance, nous ne nous donnâmes pas de repos que nous n'en eussions fait paraître une traduction, qui fut insérée, en juillet 1823, dans le tome XVI, p. 24, du *Journal complémentaire des sciences médicales*, afin que le monde médical pût jouir sur-le-champ d'un traitement aussi assuré contre un ver si rebelle aux moyens employés jusqu'alors, et dont la réussite a véritablement surpassé nos espérances. Nous insistâmes surtout sur le détail des observations rapportées par le praticien de Lisbonne, parce que cette espèce de document nous parut devoir frapper plus les esprits que les renseignemens généraux, et mettre dans tout son jour l'efficacité de ce moyen curatif; ce qui eut lieu en effet.

Nous avions bien jugé en pensant que les observations où seraient rapportés les heureux résultats du Grenadier, feraient plus d'effet sur la conviction des médecins, pour faire employer de suite ce médicament, que des indications générales : on ne peut pas dire effectivement que ces dernières manquassent et fussent absolument inconnues à Paris; car, dès l'année 1814, M. Desvaux annonça, en quelques lignes à la vérité, cette propriété du Grenadier (*Journal de botanique*, tome VI, p. 206) contre le Tænia, d'après la notice de Buchanan; il voulait, comme lui, qu'on donnât 8 onces de ses racines. En 1815, le *Journal de pharmacie* (t. Ier, p. 96) en dit aussi quelques mots d'après Burt (et non Bint, comme on l'écrit à l'endroit cité de cet ouvrage), chirurgien anglais au Bengale, mais aussi avec une formule vicieuse, ce que l'on répéta en deux lignes à la page 520 du même volume. En 1816, la *Gazette de santé* dans son numéro 34 parla aussi du fait de Burt, que la *Flore médicale* mentionna également (tome IV, page 77, 1817). Le *Journal de pharmacie* (tome IX, p. 219,) cite même le mémoire de Gomez environ un mois avant nous; mais sans donner de détails sur les traitemens faits, sans indiquer la formule à suivre pour l'administrer, sans doute par défaut de connaissance de la langue portugaise; l'auteur de l'annonce prétendait, par exemple, qu'il fallait donner la racine à la dose de *douze* grains en poudre et en pilules. Enfin les *Tablettes médicales*, rédigées par MM. Bricheteau et Villermé, en parlèrent aussi, mais seulement d'après la notice de Buchanan, quoiqu'en 1822. Il y a sur cette insouciance relative à l'emploi du Grenadier un fait plus extraordinaire encore, c'est que Bremser, le

plus savant des médecins naturalistes qui se
soient occupés de ce sujet, mentionne les formules de Buchanan et de Breton sur l'usage
du Grenadier sans en sentir le mérite; sans doute
parce qu'il n'avait pas lu les observations pratiques de ces auteurs, puisqu'il ajoute à la page
483 de son ouvrage : « *que toutes les méthodes
mentionnées par lui sont insuffisantes pour détruire le Tænia, et qu'on est à la recherche d'un
moyen plus efficace.* » Ce passage prouve certainement qu'il n'avait fait aucun emploi du Grenadier,
même à l'époque de la traduction française de son
ouvrage (1824), puisqu'il n'en parle pas dans les
additions qu'il a adressées au traducteur parisien
pour cette publication.

C'est parce qu'aucun de ces ouvrages n'avait
mentionné l'emploi pratique, et donné les détails
de l'action curative du Grenadier, que toutes ces
indications passèrent inaperçues et ne portèrent
point la conviction dans l'esprit des médecins, si
souvent trompés d'ailleurs sur ce sujet par de prétendus remèdes infaillibles du Tænia, qui ne le
guérissent pas. La bonne méthode fut victime un
instant de la fatigue des praticiens, et il fallut des
preuves évidentes, palpables, de l'efficacité du Grenadier, pour qu'on y crût et qu'on se décidât à
l'employer, effet que produisirent nos observations.
Remarquons d'ailleurs que, lorsqu'on eût voulu se
servir de ce médicament, on n'avait pas de formule

sûre pour l'administrer, puisque les unes portaient 8 onces, d'autres 12 grains de la racine; qu'on n'indiquait pas le mode de l'administrer, les circonstances où il fallait l'employer, etc. On peut croire que cette insouciance qui durait depuis neuf années, se fût prolongée long-temps encore sans le zèle que nous mîmes à répandre le résultat de la pratique de Gomez, et l'indication que nous donnâmes d'un mode facile de préparer et d'administrer ce traitement, ainsi que l'assurance de son effet curatif.

Aussitôt que nous eûmes publié la traduction du mémoire de Gomez, elle ouvrit les yeux des praticiens; ils nous surent gré de leur avoir fait connaître une méthode simple, facile et presque domestique de guérir une maladie jusque-là rebelle (1). Chacun dans sa sphère

(1) Nous citerons parmi ceux qui ont reconnu les services que nous avons rendu à la science sur ce sujet :

M. Bourgeoise qui s'exprime ainsi : « En 1824, M. Mérat, en insérant une bonne traduction de ce mémoire (celui de Gomez) dans le journal complémentaire des sciences médicales, a rendu vulgaire en France la connaissance de ce médicament. » (*Nouv. Bib. méd.*, t. IV, p. 404.)

M. le professeur Magendie , membre de l'Académie des sciences : « On a beaucoup employé dans ces derniers temps la décoction de l'écorce de la racine du Grenadier, depuis que M. Mérat a fait connaître en France le mémoire de Gomez, etc. » (*Formulaire*, etc. , p. 325.)

M. Bayle, qui est encore plus précis : « Tous ces travaux (ceux

chercha les occasions de s'en servir, et aussitôt il se présenta une foule de malades qui
souffraient depuis long-temps de la présence
du Tænia, qui avait résisté à tous les traitemens
mis en usage jusque là pour le détruire. L'excel-
lence de la nouvelle méthode se répandit dans
la province, d'où il arriva dans la capitale des sujets qui languissaient par suite des mêmes souffrances depuis longues années (1). Nous nous rap-
pelons fort bien qu'en 1824 et 1825 on traita plusieurs centaines de ces malades à Paris, dont
quelques médecins tirèrent un grand profit, en
s'annonçant dans les feuilles politiques comme
ayant apporté des modifications utiles au traitement ordinaire par le Grenadier, etc.

Mais lorsqu'on voulut employer la racine de

des auteurs étrangers publiés jusqu'au nôtre) n'avaient fait
aucune impression en France, et y seraient peut-être encore
inconnus si M. Mérat, qui avait des relations avec le célèbre
Gomez, n'avait traduit, en 1823, dans un journal français, le
mémoire du médecin portugais. » (*Bibliothèque thérapeutique*, t. 1, p. 315.)

(1) M. Latour, pharmacien, a commis, dans sa thèse sur
l'analyse du Grenadier, une grave erreur en disant, p. 10,
à propos de l'usage de la racine de ce végétal, *qu'elle n'est
guère généralement employée en France que depuis* 1810.
Nous ferons observer, 1° qu'on n'en a pas dit un mot en France
avant 1814; 2° qu'on n'en a pas employé un atôme, même
à Paris, avant la fin de 1823, ou le commencement de
1824.

cet arbrisseau, il se présenta une circonstance qu'on n'avait pas prévue, c'est qu'il n'en existait pas une parcelle dans les pharmacies de Paris, et comme on ne pensa pas d'abord à employer le Grenadier cultivé dans nos jardins, on fut quelque temps sans pouvoir se servir de la méthode indienne de traiter le Tænia; il fallut attendre qu'on en eût fait venir de Provence, de Portugal même, etc. parce qu'on la supposa plus efficace.

Mais une fois qu'on put la mettre en usage, les succès vinrent ajouter à la confiance des observations publiées par les médecins anglais et portugais; les sociétés savantes, les réunions médicales, les journaux scientifiques, etc. retentirent de l'éloge de ce moyen et de sa réussite, et sa réputation devint bientôt populaire. Ce fut un enthousiasme général, et tel que n'en obtint jamais aucun médicament.

Cependant, comme tout ce qui est bon et utile, le traitement par le grenadier eut à souffrir aussi, mais pour peu de temps à la vérité, des atteintes des critiques, et peut-être des envieux de ses succès. D'abord on assura, suivant l'usage, que ce moyen n'était pas nouveau. Certainement ses détracteurs ne savaient pas si bien dire, et ne se doutaient guère alors qu'il datait de près de 1800 ans, mais qu'il n'en était plus question depuis presque autant de temps, et qu'il avait fallu l'aller reprendre à sa source. On trouve dans la *Nouvelle*

Bibliothèque médicale (tome IV , p. 342) un article de M. Deslandes et un autre de M. Souza de Velho, où ces auteurs affirment (en 1824) qu'on connaissait à Saint-Domingue, depuis longues années, les succès de l'usage de la racine de Grenadier contre le Tænia ; le second ajoute que s'il n'en a pas parlé plus tôt, *c'est qu'il n'y avait pas attaché d'importance*, cette assertion lui ayant été donnée par d'anciens colons, gens du monde. Nous ferons observer qu'aucun de ceux qui ont écrit sur les plantes des Antilles, n'ont mentionné cet emploi (1). Il est fâcheux que ces messieurs ne nous aient pas plus tôt révélé les bienfaits de cette écorce ; on eût pu soulager bien plus tôt grand nombre de sujets qui ne l'ont été que plusieurs années après. Cette connaissance cependant peut y être venue de la même source que celle par laquelle nous l'avons acquise, puisqu'il y a des relations fréquentes entre cette colonie et l'Inde. Un autre reproche qu'on fit au Grenadier fut de n'être pas un médicament infaillible, comme on le disait : on citait des cas où il avait échoué, d'autres où son usage avait été suivi d'accidens graves, etc. Le temps, en montrant les précautions à

____

(1) Le Grenadier ordinaire ne croît pas en Amérique. On indique aux Antilles le *Punica nana*, L. Mais Swartz ne le place pas dans sa flore des Indes occidentales. Peut-être y cultive-t-on notre espèce comme ornement des jardins.

prendre pour l'administrer sûrement, a fait jus-
tice de ces imputations calomnieuses. Nous au-
rons l'occasion d'en reparler par la suite.

Notre publication et la publicité qui en résulta,
ne fut peut-être pas le seul service que nous ren-
dîmes en cette occasion. Outre qu'elles firent connaître ce moyen dans toute l'Europe, elles contri-
buèrent aussi à faire cesser l'emploi des anciens
traitemens ; dont plusieurs, mis en œuvre par des
charlatans éhontés, ruinaient la bourse et la
santé des malades qui avaient la faiblesse de s'a-
dresser à eux, sans leur procurer de guérison!

§ III. *Des parties du Grenadier qui doivent être
employées dans le traitement du Tœnia.*

Le Grenadier, *Punica granatum*, L. est un arbrisseau trop connu pour que nous en donnions une
description détaillée ; nous nous bornerons à dire
qu'il était nommé ροια et σιδη par les Grecs (le dernier mot de Σιδων, *Sidon*, lieu où il croissait) ; qu'il
appartient à l'Icosandrie Monogynie du système
sexuel de Linné, et à la famille naturelle des
Myrtes, d'où quelques botanistes l'ont retiré dans
ces derniers temps pour en faire le type d'une
nouvelle série végétale, trouvant que ses caractères diffèrent sous plusieurs rapports de ceux qui
appartiennent à cet ancien groupe. Le tronc de ce
végétal s'élève à près de quinze à vingt pieds en

Provence; et davantage dans les pays plus chauds; il est toujours noueux, tortillé, rabougri et souvent creux. Etant vieux, son écorce est fendillée, crevassée, d'un gris particulier, un peu jaunâtre vers le bois qui est blanc et dur. Ses feuilles sont opposées, simples, entières, petites, ovales, persistantes dans les lieux chauds, caduques chez nous; d'un rouge remarquable à leur développement, surtout sur leur pétiole; ses fleurs ainsi que leur calice, appelées *Balaustes* à l'état sauvage, avant leur entier épanouissement, doublent facilement; celles cultivées étaient désignées dans Dioscoride sous le nom de *Citinus;* elles sont inodores, d'un rouge ponceau superbe, couleur que quelques étymologistes pensent être l'origine du nom de *Punica*, de *Punicea*, tandis que d'autres croient qu'il est dû à son habitation autour de l'ancienne Carthage. On voit des fleurs blanches ou jaunes dans deux variétés de Grenadier recherchées des amateurs des jardins. Il leur succède, dans les pays chauds, des fruits appelés *grenade*, du volume et presque de la forme d'une belle pomme, couronnés au sommet par le calice persistant, dont on voit bien les cinq divisions. C'est le *malum puniceum* des Romains, dont l'écorce porte le nom de *malicorium*, parce qu'elle a presque l'épaisseur et la flexibilité du cuir. Elle est d'un jaune rougeâtre, inodore, lisse, peu épaisse, flexible et d'une amertume assez prononcée, un peu styptique; elle renferme dans son intérieur un suc fade rosé, un peu sucré, assez agréable, et une quantité considérable de semences à peine grosses comme un grain d'orge, cassantes, pressées les unes contre les autres et séparées par huit à dix cloisons incomplètes, jaunes et minces. Ces semences ont une petite amande enveloppée d'un cartilage; elles sont enduites, surtout à la base, d'une sorte de gelée rose transparente, fade, d'où s'échappe le suc. La multitude de graines de ce fruit lui a valu le nom de *granatum*, d'où on a fait Grenadier, et non parce qu'il croît à Grenade en Espagne, comme on le dit dans quelques livres. Cet arbrisseau vient non-seulement dans le midi de la France, mais dans toute la partie chaude de l'Europe, où il forme des haies magnifiques lorsqu'il est en fleur; on le voit surtout dans tout le nord de l'Afrique, en Egypte, dans l'Asie mineure, la Perse, dans toute l'Inde, d'où il paraît originaire, etc., etc. Dans le climat de Paris le Grenadier ne peut être cultivé en pleine terre, si ce n'est à quelques expositions chaudes, en espalier et en le recouvrant l'hiver; mais il est sujet à y périr dans les années froides; on le met en caisse qu'on rentre dans l'orangerie l'hiver. Plus au nord, il lui faut la serre tempérée, et sa culture devient difficile, ce qui fait qu'on ne peut l'avoir assez abondamment pour l'usage de la médecine en Prusse, en Russie, etc.

Nous n'avons point ici à nous occuper des propriétés de toutes les parties du Grenadier, sur lequel on pourra consulter le tome V de notre *Dictionnaire universel de matière médicale et de thérapeutique générale* au mot *Punica*. Nous n'avons à entretenir nos lecteurs que de celles auxquelles on a accordé la vertu tænifuge.

Tous les auteurs anciens indiquent, ainsi qu'on l'a vu plus haut, l'écorce de la racine de cet arbrisseau comme recélant ses propriétés; les médecins anglais qui ont pratiqué dans l'Inde, sont également d'avis que c'est dans cette partie que réside surtout la faculté d'expulser le Tænia, mais plusieurs disent seulement la racine, sans spécifier si c'est l'écorce séparée du *meditullium*. Notre opinion est que si les racines sont fines, chevelues, on peut les employer entières; mais que si elles sont grosses, il faut en couper l'écorce avec une serpette, car elle ne s'en va pas facilement et ne se détache pas comme cela a lieu pour plusieurs autres végétaux. M. Grimaud dit pourtant avoir employé toute la racine; nous n'oserions en donner le conseil, dans la crainte de compromettre la sûreté de la guérison.

La racine de Grenadier fraîche ne peut être mieux comparée, suivant nous, qu'à celle de réglisse fraîche aussi, pour l'apparence et pour l'odeur; elle est en général grosse, rameuse, flexible avant sa dessiccation; revêtue d'une écorce lisse, d'un gris terreux, qui se laisse entamer par l'ongle, mais qui adhère fortement au *meditullium*, lequel est tout-à-fait boisé, volumineux, blanc, compacte; elle est d'un jaune assez prononcé dans le lieu où elle adhère à la partie ligneuse, couleur qui pâlit à l'air en séchant. Cette écorce est à peine le sixième de la racine dans les divisions qui passent la grosseur d'un tuyau de plume, et elle est moindre encore dans celles plus volumineuses: ce qui explique pourquoi on recommande de ne prendre que l'écorce, car le bois en diffère par la saveur; celle-ci est d'une amertume faible, infiniment moindre que celle du *malicorium*; nous ne lui trouvons pas d'astringence comme quelques auteurs lui en indiquent (cependant elle noircit la lame de la serpette qui détache l'écorce); on a dit que c'était surtout étant sèche qu'elle offrait cette saveur, mais nous en avons sous les yeux qui a six ans de dessiccation et qui ne la présente pas non plus; dans ce dernier état elle est seulement moins amère que la fraîche, et certainement elle doit avoir alors moins d'efficacité, ainsi que le confirme d'ailleurs l'expérience. La racine de Grenadier fraîche a une odeur fade; sèche, elle n'en offre aucune.

Quelques médecins, mais surtout Breton, ont prétendu que l'écorce de la tige même du Grenadier a des vertus tænifuges analogues à celles de la racine. Ce chirurgien anglais assure avoir employé en infusion et en poudre, de la même manière que la fraîche, l'écorce sèche de la tige de Grenadier, et qu'elle a produit le même résultat, l'expulsion du ver. Il croit que sa propriété tænifuge peut se conserver long-temps; il en a employé séchée depuis plus de quatre ans, serrée dans une boîte, avec succès; mais il ajoute qu'il faut prendre les mêmes précautions que pour la racine fraîche (*Transac. of the medical, physical society of Calcutta;* Appendix, 1, 363). Nous doutons beaucoup qu'il en soit ainsi, du moins avec les écorces de nos climats. Il est possible que celles de l'Inde, étant plus actives, conservent plus long-temps leurs propriétés tænifuges; c'est une vérification qu'il serait utile de faire; car, si on pouvait employer l'écorce de la tige, on diminuerait de beaucoup le prix de ce médicament. Effectivement un Grenadier capable de donner deux onces d'écorce, a au moins huit à dix ans, et coûte dix à douze francs. Si l'écorce de la tige avait la même propriété, on pourrait obtenir de ces deux parties huit onces d'écorce, ce qui réduirait le prix à deux ou trois francs. Si elle pouvait servir sèche, l'avantage serait encore plus grand. L'écorce de l'arbre est crevassée, fongueuse, ridée, cassante, unie et jaunâtre en dedans. Son amertume est encore moindre que celle de l'écorce de la racine; on distingue à sa surface des traces lichénoïdes qu'on ne voit jamais sur cette dernière.

On a pensé que les Grenadiers venant dans les

pays chauds de la France, ou des autres contrées
de l'Europe, avaient plus d'activité et de force que
ceux élevés dans des régions tempérées, et surtout dans celles du nord. On a émis cette opinion à la suite d'insuccès, même après l'emploi
d'écorce de Grenadier de Provence, dit-on; ce
qui fait qu'on en a tiré d'Espagne, d'Italie, de
Portugal, etc. Il y a lieu de croire qu'effectivement ces arbrisseaux, ainsi que cela a lieu pour
les autres végétaux du midi, ont plus de principes actifs sous un soleil plus chaud que sous celui de nos régions tempérées, et à plus forte raison
que sous celui du nord. Cependant nous voyons
qu'avec la même dose de Grenadier cultivé dans
nos jardins, nous obtenons facilement des effets
semblables à ceux qu'observent les médecins de
Portugal et d'Italie; ce qui prouve du moins qu'il
reste au nôtre une activité suffisante pour l'effet
qu'on lui demande.

On a prétendu encore qu'il fallait employer de
préférence l'écorce de Grenadier sauvage à celle du
cultivé; plusieurs médecins et pharmaciens ont
imprimé cette opinion; nous citerons parmi eux
M. Chevallier, qui a donné (en 1825) une *Notice
sur l'écorce de racine de Grenadier (Journal de
Chimie médicale*, 1, 375); M. Barbier l'a aussi émise,
assurant même *qu'on échoue* si on en emploie
une autre (*Matière médicale*, 1, 437), trompé
sans doute par Boiti, médecin italien, qui la par-

tage; on la trouve également chez M. Alibert
(*Matière médicale*, I, 366), qui renchérit sur les
précédens, en affirmant qu'on ne doit employer l'é-
corce du Grenadier sauvage que *sèche*. Notre ré-
ponse à ces assertions sera fort simple, mais pé-
remptoire : 1° Breton et Gomez assurent positive-
ment que l'écorce du Grenadier cultivé est préférable à celle du même végétal sauvage ; 2° les trois
quarts des nombreuses cures faites à Paris l'ont été
avec l'écorce de racine de Grenadier cultivé ; 3° la
plupart de celles qui ont manqué étaient entre-
prises avec celle du Grenadier sauvage du commerce, sèche, bien entendu, puisqu'il ne vient pas
dans nos environs. Ainsi, sans répudier l'écorce
de Grenadier sauvage fraîche, dans les pays où on
peut se la procurer, il faut lui préférer celle de
l'arbrisseau à fruit cultivé, ou *manso*, suivant
l'expression de Gomez.

Reste à examiner si l'écorce sèche est préférable à la fraîche, ainsi que le disent aussi quelques
écrivains ; ici l'erreur est encore plus forte, car le
plus grand nombre des substances, même inodores, perdent une partie de leur force par la
dessiccation, et quelques-unes deviennent même
absolument inertes par cette opération. Or, le
Grenadier, s'il n'est pas tout-à-fait dans ce cas, y
est au moins en partie, car son écorce a une
saveur moins prononcée étant sèche, et l'expérience a prouvé que dans beaucoup de cas elle

échoue alors ; M. Latour dit qu'elle n'est plus qu'astringente étant sèche, et qu'elle paraît n'avoir presque plus de qualités tænifuges. Gomez, qui a vu cette écorce perdre les trois quarts en poids par la dessiccation, croyait que c'était par sa trop grande activité qu'elle cessait d'être propre à chasser le Tænia, si on en donnait la même dose que fraîche. Le même M. Latour, déjà cité, et dont nous allons tout à l'heure indiquer l'analyse chimique qu'il a faite de la racine du Grenadier frais, nous apprend qu'elle n'a plus la même composition chimique étant sèche, sans en donner le détail ; ce qui explique pourquoi elle n'a plus les mêmes propriétés. Aussi est-ce un précepte à peu près *sine quá non* de toujours se servir de racine fraîche de Grenadier ; et depuis qu'on s'est imposé cette loi chez nous, recommandée déjà par Breton, on ne manque jamais de réussir, si d'ailleurs on remplit les autres conditions que nous allons indiquer dans un instant. Lorsqu'on emploie l'écorce sèche, et qu'elle échoue, elle ne produit presque aucune action sur le canal intestinal. Nous nous en sommes servis dans trois cas, et trois fois nous avons manqué la guérison des malades ; aussi l'avons-nous toujours abandonnée depuis. Cependant l'écorce dont nous nous servîmes était dans les meilleures conditions possibles, puisqu'elle nous avait été envoyée par notre ami, M. Robert, directeur du jardin botanique de la marine à Toulon, qui l'avait colligée lui-même, et qu'elle avait à peine deux ou trois mois de dessiccation. C'est cet emploi de l'écorce sèche qui explique les insuccès fréquens qu'on éprouve dans le nord de l'Europe, en Angleterre, en Prusse, en Russie, en Pologne, etc., où cet arbrisseau n'est pas assez commun pour qu'elle soit employée fraîche, et où conséquemment on ne peut donner que l'écorce sèche. Aussi le traitement par cette racine y est-il moins en faveur que parmi nous, non par la faute de l'art, mais parce qu'on ne peut s'y procurer le médicament qui en fait la base dans un état convenable (1); et peut-être aussi parce qu'on n'y observe pas toutes les précautions nécessaires pour qu'il réussisse.

Joignez à l'inconvénient déjà très-marqué d'employer la racine sèche de Grenadier, celui de l'avoir altérée, sophistiquée, comme cela n'arrive que trop souvent dans le commerce, on expliquera encore mieux pourquoi on réussit si rarement à évacuer le Tænia lorsqu'on ne donne pas la racine fraîche. Effectivement, on a trouvé parmi cette écorce celle de Buis (*Buxus semper-virens*, L.), mais surtout celle d'Epine-vinette

______

(1) Aucun Tænia n'a pu être guéri à Auxerre, pays où ce ver est assez commun, parce qu'on n'y a jamais employé que de l'écorce sèche envoyée par les droguistes de Paris, à ce que nous mande notre parent et ami, M. Mérat Guillot, pharmacien distingué de cette ville.

(*Berberis vulgaris*, L.), celle du Caprier (*Capparis spinosa*, L.) etc. La première est très-aisée à reconnaître à son amertume extrême ; elle est d'ailleurs de couleur blanchâtre, surtout à l'intérieur, tandis que celle de Grenadier est jaune en dedans et peu amère ; son analyse offre en outre d'autres différences (*voy*. l'analyse du Buis par M. Fauré, *Journal de Pharmacie*, XV, 428). On distingue la seconde à ce que l'écorce de racine de *Berberis* est jaunâtre en dehors et en dedans, que sa cassure est filandreuse, qu'elle colore la salive en jaune et qu'elle est d'une amertume marquée. Sa solution précipite par le tartrate de fer, ce que ne fait pas celle de Grenadier, ni avec la gélatine, etc. L'écorce de la racine de Caprier est acerbe, âpre au goût, se roule comme le canelle, est tenace et élastique presque comme du cuir, de couleur grise, etc.

Nous avons fait infuser comparativement et à froid, par une température de cinq à six degrés, 1° de l'écorce fraîche de racine de Grenadier, 2° de l'écorce sèche de racine de grenadier, 3° le *meditullium* frais de racine de grenadier, 4° l'écorce sèche de la tige de cet arbrisseau. L'*infusum* de la racine fraîche est citrin, un peu amer, légèrement visqueux et un peu nébuleux ; il s'est troublé assez promptement ; l'écorce sèche de la racine a un *infusum* plus coloré, moins amer, avec un œil moins nébuleux ; celui de l'écorce sèche de la tige a une couleur de muscat, et conserve sa transparence plus long-temps ; l'infusion du *meditullium* frais a une couleur citrine très-légère, et ne diffère de celui de l'écorce de la racine fraîche que par des caractères moins prononcés. Tous ces *infusum* se foncent et se chargent par l'ébullition, et prennent une teinte un peu rougeâtre. Aucuns d'eux n'offrent d'amertume bien forte ni d'odeur, et ne sont désagréables à boire. Ceux avec les écorces sèches sont moins chargés en principe et certainement plus faibles ; celui de l'écorce de la racine fraîche paraît contenir le plus d'élémens médicamenteux, et la facilité qu'il a à se troubler plus tôt que les autres montre une différence notable d'avec ceux-ci. C'est donc cette préparation qu'il est le plus convenable d'employer, ainsi que le démontre l'expérience et que va le confirmer l'analyse de cette racine.

Celle-ci, provoquée par les succès de cette importante substance, a jusqu'ici peu éclairé sur ses principes tænifuges, puisqu'on n'a pas encore trouvé celui auquel elle doit cette propriété. M. Mitouard, dans un premier essai, a observé qu'on trouvait dans cette racine une matière analogue à la cire ; une substance sucrée dont partie est soluble dans l'alcool, l'autre dans l'eau ; la première cristallisable, la seconde ayant les caractères de la mannite ; et de la mannite dans des proportions très-marquées (*Journ. de*

Pharm., X, 352; 1824). Une seconde analyse chimique fait le sujet d'une thèse soutenue à l'École de Pharmacie en 1831 (1) par M. Latour, de Trie; il résulte de son travail que le racine de Grenadier renferme de la cire, de la chlorophylle, de la résine en abondance, du tannin (2), une matière cristalline qu'il nomme *grenadine* (3) et de la matière grasse. Il observe, 1° que l'écorce sèche n'a pas la même composition que la fraîche et qu'elle est surtout astringente; 2° que le principe qu'il appelle *grenadine* n'est probablement pas celui dans lequel résident les vertus du Grenadier, attendu son peu de sapidité et son affinité avec les matières sucrées ; 3° que les décoctions de racine qu'on laisse fermenter ont plus de propriétés que les décoctions récentes.

(1) *Recherches sur l'écorce de racine de Grenadier, employée contre le Tænia ou ver solitaire; sur sa composition chimique et ses applications médicales.* Paris, 1831 ; in-4° de trente-deux pages.

(2) La présence du tannin dans cette écorce a fait penser à Duncan que c'était sans doute à ce principe qu'elle devait ses propriétés tænifuges, et qu'elle agissait sur la matière gélatineuse du ver en le tannant en quelque sorte ; aussi proposait-il d'employer le cachou dans la même intention (Coxe, *American Dispens.*, p. 307).

(3) Cette substance est blanche, sans odeur, d'une saveur légèrement sucrée ; elle cristallise en petits grains réunis en choufleurs d'où s'échappent des aiguilles en houppes soyeuses, etc, (Latour, *loc. cit.*, p. 28).

Nous ferons observer, au sujet de l'abondance des matières sucrées dans l'écorce de racine de Grenadier, qu'il n'est pas étonnant que leur infusion se trouble aussi vite, et qu'elle devienne louche et un peu visqueuse aussi promptement; à nos yeux plus la partie de Grenadier employée procure vite cette qualité à l'eau, et plus elle sera tænifuge ; cela peut expliquer l'assertion de M. Latour, qu'une décoction fermentée de Grenadier a plus de vertus qu'une récente; c'est qu'elle est plus chargée alors des principes de l'écorce. Au surplus, l'exemple que donne ce dernier dans sa thèse, pour prouver la vertu plus active de la décoction fermentée de Grenadier, est peu concluant, parce que le malade qu'il cite nous paraît avoir été mal conduit, ayant pris le remède pendant plus d'un mois, etc.

Outre les écorces de la racine et de la tige, on a encore attribué la vertu de guérir le Tænia à celle du fruit ou *malicorium* et même au fruit entier: Pline lui accorde cette propriété (*lib.* XXIII, *c.* 6). C'est la répétition de ce qu'avait dit, deux cents ans avant, Caton le censeur (*De re rusticâ*, *c.* 126), qui voulait qu'on broyât trente grenades vertes, qu'on les laissât infuser dans trois conges de vin, pendant un mois, et qu'on en fît boire ensuite une chopine à jeun tous les matins contre les vers (sans spécifier l'espèce). M. Lebas, médecin vétérinaire, dit avoir guéri les chiens du Tænia qui leur est propre avec l'écorce de grenade (*Journal de Médecine Vétérinaire*, I, 405). Ces jeunes animaux rendent· ce ver si facilement et si continuellement qu'il est difficile de dire si c'est par l'effet du remède qu'ils sortent ou par les seuls efforts de la nature. Effectivement, qui n'a pas vu ces quadrupèdes, étant jeunes, dans les rues, en avoir de suspendus à l'anus, et se traîner par terre, en faisant *la brouette* pour tâcher de les arracher, ce qu'il font aussi avec leur gueule. Il ne serait pas absolument impossible, vu l'amertume de l'écorce du Grenadier, qu'elle fût tænifuge; mais il est difficile d'accorder cette propriété à la pulpe et au suc, qui sont seulement faiblement sucrés et à peu près insipides; on mange volontiers de ces fruits dans les pays chauds, et s'ils avaient une propriété aussi marquée, elle n'eût pas manqué d'être signalée avec soin. On ne leur voit jamais produire l'action vive, prompte, etc., nécessaire à l'expulsion du Tænia, ce qui doit faire avoir en grande suspicion leur propriété tænifuge.

La dose de la racine de Grenadier à employer est une des circonstances les plus importantes du traitement du Tænia, ainsi que le mode de sa préparation pour l'administrer. La formule indienne consiste à faire bouillir deux onces d'écorce de Grenadier, *récemment* extraite, dans une livre et demie d'eau, jusqu'à réduction de moitié, qu'on fait prendre par portions égales dans la journée.

Gomez modifie cette prescription en la réduisant à
une livre seulement, qu'il fait ingérer par quantité
de deux onces, de demi-heure en demi-heure. On
voit par le détail de ses observations que cette manière de fractionner la décoction a exigé parfois
plusieurs jours pour la prendre ; que les malades
n'ont pas toujours rendu le ver le même jour , ce
qui a nécessité dans plusieurs circonstances de recommencer de donner le médicament ; que l'animal arrivait dans quelques cas jusqu'à l'anus, d'où
il sortait seulement en partie : il semble donc que,
dans sa manière de l'administrer, le remède manque de force pour achever complètement d'expulser le Tænia. Ces circonstances nous ont fait penser
que Gomez le donnait par trop petites doses ; en
conséquence nous faisons prendre la livre, à laquelle nous réduisons comme lui la décoction, en
trois verres à une heure de distance, et non à une
demi-heure comme quelques personnes le font.
Nous pouvons assurer que cette légère variante a
eu les plus heureux résultats : presque toujours
les malades rendent leur ver le même jour, et toujours ils le rendent entier, et le plus souvent en
une seule fois. Du reste, les sujets n'en éprouvent
pas plus de troubles ; le plus grand nombre ne
s'en plaignent pas, et chez ceux qui en ressentent
quelques dérangemens, ils ne durent pas plus
de temps que ceux causés par des doses faibles, qui
ont l'inconvénient de les reproduire lorsqu'on

en reprend ce qui a lieu pendant plus de temps; et
comme il n'est pas rare de voir des malades rendre
le ver dès la première dose du remède préparé à
notre manière, cela les dispense de boire les deux
dernières ou au moins la dernière s'il est évacué
seulement après la seconde, à moins que, pour
plus de sûreté, et comme nous en donnons le conseil, ils ne préfèrent boire la décoction entière.

Nous avons dit plus haut qu'après l'apparition
du mémoire que nous avions fait connaître, chacun avait voulu apporter quelque modification à
la formule primitive. Effectivement, les uns n'ont
donné qu'une once de racine, les autres une once
et demie (Chapotin, *Journal de Pharmacie*, X,
5o2); latitude qu'il ne faut jamais laisser pour
l'adulte; quelques-uns en emploient jusqu'à trois
onces, quelques autres jusqu'à quatre; enfin Bucha-
nau en donnait huit onces, tout en observant que
cette quantité était trop forte, et qu'il y avait rarement besoin de la prendre en entier. Relativement
au poids de l'eau de la décoction, il y a eu aussi
des variations nombreuses; on l'a faite dans huit
onces d'eau à prendre en une seule fois, d'autres
dans une livre; quelques-uns dans une livre et
demie; quelques autres dans trois et même dans
quatre et six, réduites à moitié, aux deux tiers, etc.
La dose à ingérer de la décoction n'a pas toujours été la même suivant les auteurs: on l'a pres-
crite pour être bue par tasse, en deux ou trois à

une demi-heure ou à une heure de distance. Gomez la prescrivait par quantité de deux onces à prendre en un, deux ou trois jours : aussi ses malades ne rendaient-ils pas toujours leur ver dans la journée et d'un seul bloc, comme cela a lieu par notre formule. Nous ferons observer que, dans ce traitement, il est nécessaire d'agir promptement et un peu vivement ; de trop petites doses sont parfois sans effet, et troublent peut-être plus l'économie, proportions gardées, que de trop grandes, comme cela a lieu pour le traitement par l'essence de térébenthine ; cependant une quantité trop forte pourrait nuire aussi. Les proportions que nous indiquons nous semblent les plus convenables. A tout prendre, nous préférerions pourtant une dose un peu plus élevée et donnée en portions plus rapprochées que les conditions contraires. Le ver serait chassé plus certainement.

Voici donc comment nous administrons le Grenadier, ainsi que nous l'avons indiqué depuis 1823.

℞ Racines fraîches de grenadier cultivé, deux onces.
Eau, une livre et demie.

Il faut choisir l'arbuste, le prendre bien vivant, le couper au dessus de terre, laver bien les racines et détacher par copeaux l'écorce qui les recouvre ; on la fait infuser le soir dans la quantité d'eau mentionnée, jusqu'au lendemain matin qu'on

la fait réduire à une livre, par une ébulition mé-
nagée ; on passe le tout en exprimant fortement le
marc, puis on fait boire cette décoction tiède
dans la matinée, le malade étant à jeun, en
trois doses égales, d'heure en heure. Ainsi préparé, on a un médicament qui a le degré d'action
voulu, qui n'est ni trop fort, comme si on ré-
duisait trop la décoction, surtout chez les personnes nerveuses, ce qui le fait être vomi d'ailleurs plus fréquemment ; ni trop faible, comme
lorsqu'on ne le tarit pas assez ou qu'on le fait
prendre en quantités trop petites, parce qu'alors
on est obligé d'employer toute la journée, et
quelquefois plus, pour qu'il soit ingéré complètement. Cette décoction n'a rien de désagréable, et
est bue sans répugnance par les malades, même
par les enfans. Il est bien entendu que la dose de
la racine doit être réduite suivant l'âge des sujets.
Deux gros suffisent pour la première enfance ; demi-
once à dix ans, etc. On pourrait la porter à deux
onces et demie chez des individus très-robustes, etc.

On a aussi conseillé la poudre de racine de Grenadier contre le Tænia ; Breton, surtout, l'a employée dans quatre cas que nous rapporterons dans
les observations, ainsi que quelques autres médecins ; et on a réussi, par son moyen, à expulser le Tænia : on l'a donnée par prise de douze ou
vingt-quatre grains jusqu'à un gros et demi, par
jour, en pilules de différentes grosseurs, qu'on

prend à des distances égales , ou suspendue dans
de l'eau ou tout autre liquide approprié. On évite,
au moyen des pilules , la saveur de la décoction ;
mais, prise en poudre , elle est plus désagréable ;
nous devons dire que les malades tourmen-
tés par ce ver prendraient des médicamens bien
autrement mauvais, tant ils ont hâte d'en être dé-
livrés , témoin ceux qui font usage du traitement
par l'essence de térébenthine ou par l'huile empyreumatique*, etc. Nous objecterons contre ce
mode, qui peut être employé dans quelques cas ,
que pour préparer la poudre il faut faire sécher la
racine, et que dès lors on lui fait déjà perdre une
partie de ses propriétés; en outre, sa préparation devient plus longue, plus difficile; il faut l'in-
tervention du pharmacien, et dès lors le remède
cesse d'être facile et en quelque sorte domestique
et à la portée de tout le monde , ce qui est un de
ses avantages lorsqu'on use de la décoction. On
conçoit d'ailleurs le désagrément d'avaler une
poudre dont il reste toujours quelques portions
dans les dents, le gosier; en pilules, cet inconvénient n'a pas lieu, à la vérité, mais les enfans
en bas âge ne savent pas les prendre , et encore
moins la poudre, et ne pourraient dès lors en
faire usage. Au surplus, M. Stambio dit avoir
toujours échoué lorsqu'il a voulu se servir de la
poudre de Grenadier (*Bulletin des sciences médicales*, de Férussac, X, 258).

Ainsi on devra préférer, dans le traitement du Tænia, la décoction de la racine de Grenadier à la poudre, comme plus simple à préparer, plus facile à prendre, et d'un effet plus certain qu'aucune autre préparation de ce médicament.

Breton et Gomez ont essayé l'action immédiate de la décoction de Grenadier sur des Tænia vivans, qu'ils y ont plongés; ils ont vu ceux-ci se raidir, entrer dans des espèces de convulsions, et mourir de suite, tandis que dans tout aussi liquide anthelmintique ils vivent un certain temps, même dans l'acide nitrique affaibli. Ils ont conclu qu'elle est un véritable poison pour ces animaux, et qu'elle est le meilleur moyen à employer pour en débarrasser le corps humain. On sait que dans l'eau tiède les Tænia vivent plusieurs heures, et on en a vu un n'être pas encore mort le lendemain.

§ IV. *De l'administration du Grenadier contre le Tænia.*

Lorsqu'on s'est assuré, par l'observation des symptômes qu'éprouve un individu, et surtout par l'existence du seul signe pathognomonique qui décèle la présence du Tænia, par la sortie de cucurbitains, qu'il recèle cet animal, il s'agit de lui administrer le traitement radical propre à l'expulser, c'est-à-dire de lui donner la décoction de l'écorce de racine de Grenadier formulée et exécutée

de la manière que nous venons d'indiquer ci-
dessus.

Mais avant de passer à cette administration, il
est nécessaire d'observer certaines circonstances
qui en rendent la réussite plus certaine, et qui
sont, sinon indispensables, au moins des plus utiles.
Ainsi nous répétons:

1°. Qu'il faut que le malade rende actuellement
des cucurbitains, la veille s'il se peut. Si on n'avait
pas égard à cette circonstance, on pourrait man-
quer la guérison pour cette fois. Il serait nécessaire,
dans ce cas, d'attendre quelle se représentât, et il
faudrait refuser les malades qui voudraient qu'on
les traitât si elle n'avait pas lieu, pour ne pas compromettre le remède. On présume que leur sortie
indique que le ver est descendu plus bas, qu'il est
plus voisin des gros intestins, que peut-être il est
dans une sorte de malaise, etc. Le fait est que son
évacuation est alors plus sûre.

2°. Qu'il faut préparer la décoction avec de la
racine fraîche de Grenadier, autant qu'on le
pourra, et alors la réussite est assurée, tandis
qu'on n'en peut pas répondre d'une manière aussi
positive dans le cas contraire.

3°. Que le médicament doit être pris en trois
doses, à une heure de distance entre chacune.

4°. Que si quelques complications morbifiques
s'opposaient à l'administration actuelle du médicament, il faudrait remettre le traitement à une

autre époque ; mais nous ajoutons qu'elles sont fort rares, et que le plus souvent celles qu'on observe tiennent à la présence du ver même.

Quelques personnes pensent qu'il ne faut entreprendre la cure du Tænia que dans la belle saison, parce que, suivant elles, l'hiver, elle réussit moins. Nous ne croyons pas cette assertion exacte ; nous avons vu le succès être le même à quelque époque de l'année que le traitement ait eu lieu, lorsqu'on n'oubliait aucune des précautions que nous avons indiquées avant de l'administrer. On fera pourtant bien d'éviter les grands froids et peut-être la trop grande chaleur, mais plus par égard pour le malade que dans la crainte de voir échouer le médicament.

On avait volontiers l'habitude, autrefois, de *préparer* les malades que l'on voulait traiter du Tænia, avant de leur administrer le remède curatif ; on leur faisait manger d'abord des alimens salés ; puis on faisait faire diète pour débarrasser les intestins des excrémens, des mucosités, et laisser pour ainsi dire le ver à nu, afin que le remède agît plus immédiatement sur lui ; on les purgeait ensuite, on leur prescrivait des lavemens sucrés ou au lait, etc., dans l'intention d'attirer le ver de la partie supérieure du tube intestinal dans l'inférieure. Nous croyons toutes ces préparations inutiles ; et la précaution indiquée, que le malade rende des cucurbitains, est la seule à observer, puisqu'elle remplit le but qu'on se proposait, en ce qu'elle indique la présence du ver d'une manière certaine. Quelques médecins conseillent encore de donner des purgatifs avant le traitement, dans le cas où on doute de cette présence, et pour chercher à faire sortir des anneaux; cette administration est le plus souvent sans résultat; il ne sort pas de cucurbitains, bien que le ver existe. C'est ce qui est prouvé surabondamment par ceux qui croient devoir donner de l'huile de ricin, la veille d'employer la décoction de Grenadier, qui ne fait presque jamais évacuer de cucurbitains. Il vaut mieux attendre qu'ils sortent spontanément.

Le remède se prend le matin à jeun d'après notre méthode de l'administrer, et sans désemparer; dans celle de Gomez, comme elle devait durer un et même plusieurs jours, le malade pouvait manger entre les différentes doses de la décoction, ce qui en était encore un des inconvéniens, outre cette durée et le désavantage d'agir trop faiblement de suite; circonstance qui explique pourquoi les malades ne rendaient pas leur ver si souvent en un bloc et d'un seul coup, comme les nôtres, mais plutôt par fragmens.

Lorsqu'un malade a pris la première dose de la décoction de racine de Grenadier, il arrive parfois qu'il ne peut la garder et qu'elle est vomie; la conduite à tenir dans ce cas est de persister à prendre les autres doses, dussent-elles être rendues aussi ; mais en général elles passent mieux que la première. Il paraît qu'il en reste toujours quelque chose, car nous avons vu des sujets chez lesquels ce contretemps avait eu lieu n'en pas moins rendre le ver. Si tout est vomi et qu'aucun résultat n'ait lieu, on remet à un autre jour pour recommencer le traitement, toujours en ayant la précaution que la veille on ait évacué des anneaux de Tænia.

Aussitôt l'ingestion du médicament, les malades sentent qu'il les *travaille*, suivant leur expression ; les uns éprouvent un sentiment de chaleur dans l'estomac, d'autres quelques nausées avec éructations, un peu de douleur même ; mais, en général, ce n'est que lorsque ce viscère est franchi que commence véritablement l'action du Grenadier. Les sujets ont alors des barborygmes, des coliques, quelquefois des tranchées, parfois des frissons, et bientôt le besoin des selles se manifeste. Elles sont plus ou moins abondantes suivant les individus ; en général on rend d'abord des matières stercorales, puis viennent des mucosités intestinales qui amènent ordinairement le ver avec elles. Les malades éprouvent souvent, pendant le reste de la journée, après sa sortie, du malaise, de l'anxiété, de l'inappétence ; chez quelques-uns, il se manifeste une sorte d'état cérébral, comme trouble de la vue, éblouissemens, vertiges, somnolence, ivresse momentanée, etc. ; chez d'autres des spasmes, des crampes, des syncopes ou de l'engourdissement dans les membres, des convulsions mêmes, etc. Mais ces symptômes sont rarement observés, et le plus souvent l'action du remède est assez douce, et se borne à quelques coliques. Au surplus, les plus graves mêmes cessent en général avec l'effet du médicament; et dès le soir ou au plus tard le lendemain, le malade est revenu à son état naturel et comme à une vie nouvelle, très-joyeux d'être délivré d'un mal dont il souffrait souvent depuis bien des années. Il y a cependant quelques sujets nerveux qui ne se remettent complètement qu'au bout de plusieurs jours; mais nous n'en avons pas encore vu qui aient éprouvé d'accidens durables par le fait de ce traitement, lorsqu'il a été administré méthodiquement, convenablement, et de la manière que nous avons indiquée. D'ailleurs, ces accidens ont toujours cessé par l'emploi des adoucissans et des délayans.

Quelques personnes, dans l'intention d'ajouter à la bonté du remède, y joignent des purgatifs, comme le jalap, et surtout de l'huile de ricin ou des acides végétaux, tel que le sirop de limon, etc. Elles ignorent en cela la force de l'agent thérapeutique qu'elles emploient, qui a plutôt besoin d'être modéré qu'activé; elles peuvent s'apercevoir, aux accidens qui ont lieu dans quelques cas et surtout à la superpurgation qui se montre parfois, que la force du Grenadier est parfois plus grande qu'il ne convient. A quoi bon ajouter à un moyen aussi assuré? Cette adjonction si inutile compromet le remède, puisqu'on ne sait plus si on doit lui attribuer seul le succès, ou s'il est partagé avec l'adjuvant, ou même s'il est produit par ce dernier. Nous recommandons donc de ne jamais rien ajouter à la décoction de racine de Grenadier, et de ne donner d'huile de ricin ni avant, ni pendant, ni après son action : nous ne l'avons jamais employé pour notre compte. Il y a plus, c'est qu'il ne faut rien boire pendant que le remède agit, dans la crainte d'en déranger l'effet. Cependant ce dernier précepte n'est pas de rigueur, et si les coliques, et à plus forte raison les tranchées, étaient trop violentes, on pourrait permettre de l'infusion de tilleul ou de chiendent *non sucrée* au malade.

Lorsque le ver est chassé par l'action du remède employé, il sort parfois dès la première selle, et alors il est noué, pelotonné, et fort souvent vivant : on dirait dans ce cas qu'il *fuit* devant le Grenadier, tant il est rendu avec promptitude. Le plus fréquemment il ne vient qu'avec les selles liquides; nous en avons vu être rendus à la première dose de la décoction, ordinairement il est évacué seulement après la troisième, et en général il se passe d'une heure jusqu'à six, depuis l'ingestion du remède jusqu'à sa sortie. Nous avons observé des cas où il n'est rejeté que le soir, et dans un seul, à notre connaissance, la sortie n'a eu lieu que le lendemain.

S'il n'était pas rendu, c'est que quelques-unes des précautions indiquées auraient été omises, et alors il faudrait recommencer le traitement en les observant ponctuellement. Le ver, à sa sortie, au lieu d'être blanc, est souvent jaunâtre, ce qui provient de l'imprégnation qu'il a reçue de la décoction de la racine de Grenadier, car s'il fuit devant ce remède il est blanc : on en trouve qui ont une partie blanche et une autre jaunâtre, suivant que le remède l'a ou ne l'a pas atteint.

Le ver est rendu en un ou plusieurs morceaux ; quelquefois il sort en un paquet qui tombe en bloc au fond du vase, et le bien-être du malade, après cette chute, lui dit qu'il est délivré de son cruel ennemi. Dans tous les cas il faut procéder à l'examen de ce qui est rendu ; pour cela on lave cette partie à plusieurs reprises dans de l'eau tiède, et on la met dans une assiette, dans une nouvelle eau ; on regarde si le ver se termine par une extrémité déliée, filiforme, assez longue, au bout de laquelle se trouve un petit renflement ovoïde, quadrilatère antérieurement, qu'on ne reconnaît bien qu'avec une forte loupe : c'est ce qu'on appelle le col et la tête du Tænia. La présence de ces parties assure que l'insecte ne pourra plus repulluler, et incommoder de nouveau le malade. Cependant nous devons dire que nous n'avons pas toujours pu apercevoir cette partie chez quelques individus traités par le Grenadier, et que cependant nous sommes encore à voir une récidive depuis huit ans que nous avons fait connaître ce traitement. C'est même pour vérifier si des rechutes avaient lieu que nous avons retardé la publication de ce mémoire sur le traitement du Tænia par le Grenadier; ce qui arrive à la suite des autres modes de traitement, où les récidives du ver sont si fréquentes, nous ayant rendu réservé à cet égard. Nous devons ajouter que nous avons connaissance de quelques faits où aucune portion du ver n'a été rendue, bien que les douleurs, les coliques et les selles aient eu lieu, et que cependant les malades n'ont plus ressenti les incommodités qui tiennent à sa présence; ce qui nous fait présumer que l'animal a été tué, mais non évacué de suite, et qu'il s'en est allé en mucosités qui auront été rejetées avec les matières stercorales, petit à petit. On peut pourtant distinguer assez bien ces débris lorsqu'on y fait attention ; il ne faut pas les confondre avec le *nid* ou sac muqueux que les malades rendent parfois, dont on a un exemple dans le malade qui fait le sujet d'une des observations de ce mémoire. On assure que cela a toujours lieu après le traitement par l'huile de Dippel. Nous avouons que nous sommes infiniment plus rassuré lorsque nous voyons le Tænia entier dans le bassin du malade.

Quelquefois le ver se présente à l'anus ; il en sort une portion plus ou moins longue ; quelques personnes tirent dessus et la cassent, alors l'autre bout rentre dans le rectum, et peut ne plus se représenter de long-temps. Lorsque cela arrive, on conseille ou de mettre le malade sur du lait tiède, ou bien de rouler le ver sur une carte et de l'y fixer à l'aide d'un fil. On a proposé de traverser la partie sortie d'un fil qu'on abandonne jusqu'à ce que le reste arrive spontanément, ou qu'une selle nouvelle achève de l'expulser. Quelques-uns veulent qu'on donne dans ce cas de l'huile de ricin, d'autres une dose de jalap, pour achever de l'expulser ; mais avant que ces médicamens agissent sur le rectum, l'animal serait rentré : on se contente le plus souvent de faire un nœud de fil autour du ver qu'on abandonne ; l'animal se retire dans l'intestin, entraînant le fil après lui ; mais bientôt il ressort pour être ramené à la première évacuation des matières alvines. Le docteur Cognola indique dans ce cas de toucher la portion sortie avec une goutte d'acide hydro-cyanique, ce qui a été exécuté avec succès en Allemagne; mais il faut avoir préalablement la précaution d'attacher cette portion extra-anale avec un cordonnet afin qu'elle ne rentre pas, et que l'acide n'agisse pas sur les parois de l'intestin, attendu qu'il pourrait en résulter des inconvéniens. Louis Frank voudrait qu'on le frappât d'une commotion électrique, procédé qui a été exécuté avec succès à Vienne, d'après ce qu'on assure, mais qui a l'inconvénient de faire sentir la secousse au malade.

Enfin, un chirurgien de Saint-Pétersbourg a eu l'idée de mettre dans un tube creux de bois, comme serait un morceau de sureau, par exemple, la portion sortie du ver, et d'enfoncer ce tuyau graissé dans le rectum, en tirant doucement sur l'animal, jusqu'à ce qu'on l'obtienne en entier (*Journal complémentaire des Sciences médicales*, XXII, 66).

L'efficacité de la racine de Grenadier contre le Tænia de l'homme a fait présumer qu'on l'emploierait avec le même succès contre celui des animaux ; car ce ver est encore plus fréquent chez plusieurs quadrupèdes, tels que le chien, le chat, etc., chez les oiseaux, les poissons, que dans notre espèce. On ne l'a encore essayé que sur les chiens, et on n'a eu qu'à se louer de son emploi ; sa réussite chez eux doit être d'autant plus facile que ce ver *tient* peu, et qu'il sort sans beaucoup de difficultés. Certainement l'écorce de la racine de Grenadier serait préférable dans ce cas à l'écorce du fruit proposé par M. Lebas ; on indique surtout la poudre de cette racine mêlée à la pâtée de ces animaux ; la décoction serait encore un moyen plus assuré de guérison ; on leur entonnerait, etc.

On s'est demandé si l'écorce de racine de Grenadier, si spécifique contre le Tænia, aurait aussi la propriété de chasser les autres vers du corps, tels que les strongles, et les ascarides si poignans, si incommodes par le fatigant prurit qu'ils causent à l'anus, etc. On peut déjà répondre de cette efficacité. Effectivement, on lira dans plusieurs des observations de Gomez, que nous rapporterons plus bas, que des sujets atteints de Tænia avaient, sous l'action de ce remède, commencé par rejeter des strongles qui existaient concurremment avec lui et dont l'existence n'a été décelée que par l'effet du Grenadier; ce qui montre que cette racine agit plus vite sur eux que sur le Tænia, qui n'a été rendu que plus tard. Le docteur Rontet dit avoir employé directement, et avec profit, l'écorce de Grenadier contre les vers en question (*Journal complémentaire des sciences médicales* , XXXV, 399). On peut donc espérer de posséder dans le Grenadier un anthelmintique plus assuré qu'aucun de ceux que nous employons, ce qui élargirait encore considérablement le champ déjà si grand de son utilité; car le Tænia, quoique commun, n'approche pas de la fréquence des autres entozoaires, et on ne pourrait plus reprocher à la thérapeutique, ainsi que le font plusieurs auteurs, de ne pas posséder un seul vermifuge certain. Il ferait abandonner la coralline, la mousse de Corse, les semences amères de tanaisie, d'absinthe, etc., qui sont si souvent impuissantes, etc. Son administration, dans ce cas, devrait être modifiée; il faudrait en prescrire des quantités moindres que pour le Tænia; on le donnerait par un, deux ou trois gros, en décoction, contre les strongles chez l'adulte, plus ou moin, suivant l'âge, le sexe, etc. ; contre les ascarides, on l'administrerait en lavement, puisque ces hôtes autillans habitent surtout le rectum. On pourrait faire avec sa poudre des pains d'épices, des biscuits, etc., contre les vers des enfans. On peut affimer que l'utilité dont peut être le Grenadier, considéré comme guérissant les vers habituels, peut surpasser encore celle qu'il a comme tænifuge, et sous ce dernier rapport il offre une occasion aux expérimentateurs de s'exercer et des avantages à recueillir.

CHAPITRE TROISIÈME.

OBSERVATIONS PRATIQUES DE L'EMPLOI DU GRENADIER CONTRE LE TÆNIA, ET DE LEURS CONSÉQUENCES.

§ Ier. *Observations pratiques de l'emploi du Grenadier contre le Tænia.*

Nous voici arrivés à la partie la plus intéressante de notre travail, au récit des succès du Grenadier, pour expulser du corps humain le Tænia, hydre cent fois plus véritable que celui de la fable. Nous avons recueilli avec soin dans les auteurs, les journaux sientifiques, les recueils periodiques que nous avons pu nous procurer, dans es cartons de l'académie royale de médecine, etc., es cas que les praticiens ont fait connaître, persuadés qu'il n'y a pas de meilleur moyen de prouyer la valeur d'un médicament que d'exposer avec sinérité tous les faits publiés à son sujet. Nous commençons par ceux des auteurs anglais qui ont ouvet la carrière ; puis nous donnerons ceux de Gonez, et enfin tous ceux publiés depuis notre traval, soit par des Français, soit par des étrangers. Nous relaterons surtout les observations des autres, préférablement aux nôtres, d'abord parce qu'on pourra en vérifier l'exactitude, puis pour qu'on puisse y ajouter plus de confiance ; on pourrait peut-être nous accuser de voir trop en beau les avantages du Grenadier. Ces observations, outre qu'elles montreront le tableau le plus complet de la maladie, en indiqueront les complications et la conduite à tenir dans certains cas, etc. Nous nous bornons le plus souvent à abréger la rédaction des faits que nous allons rapporter.

OBSERVATIONS I-III. — Buchanan, qui a publié le premier des cas de guérison du Tænia, en mentionne deux où ce ver a été expulsé par le moyen de la racine de Grenadier, sans donner aucun détail sur les circonstances de leur traitement. A la fin de sa notice, il cite un troisième fait ; c'est celui d'un musicien européen, employé dans l'Inde, d'une forte constitution, qui éprouvait depuis six semaines des pesanteurs et de l'embarras dans l'abdomen, avec un appétit que rien ne pouvait satisfaire; il rendait des articulations de Tænia; on lui administra le Grenadier suivant la formule de Buchanan, qui lui fit jeter, dès le même jour, une aune et demie de ver; et depuis le sujet s'est très-bien porté (*Edinburg medical journal,* etc., III, 22). Buchanan, après la sortie du ver, ayant cru devoir prescrire les deux jours suivans, de nouvelles doses de la décoction de Grenadier, le malade n'évacua plus aucune portion de l'animal; ce qui convainquit ce médecin qu'il était bien guéri.

OBSERVATION IV. — Un enfant de quatorze mois, sevré depuis deux, était très souffrant; il refusait la nourriture, et avait continuellement le dévoiement; ses selles renfermaient quelques fragmens de Tænia; on lui donna une dose de la décoction de deux onces d'écorce fraîche de Grenadier, qu'on répéta le lendemain. Elle expulsa le ver, sans causer aucun accident chez l'enfant. (*Observation de Burt,* publiée par Pollock, *Edinburg Mdical Journal,* etc., X, 419.)

OBSERVATION V. — Mon domestique se plaignait depuis plusieurs jours de symptômes que je crus reconnaître pour être causés par la présence du Tænia; ce qui fut confirmé par la sortie de quelques anneaux de ce ver; en conséquence j'administrai la décoction de deux onces de racine fraîche de Grenadier, par verrée de demi-heure en demi-heure ; il rendit, trente minutes après la première prise, un Tænia de huit pieds, sans que ce remède ait occasioné d'autres déangemens que quelques nausées. (*Observation de Breton.*)

OBSERVATION VI. — En mai 1811, un boucher indien, âgé de quarante ans, d'une fore constitution, me rapporta qu'il éprouvait depuis long-temps une sensation qui le portait à croire qu'l avait des vers, laquelle s'était changée en certitude depuis quatre mois par la sortie de quelques porions de Tænia; je saisis cette occasion pour expérimenter la racine *sèche* de Grenadier, dont je fis bouillir deux onces dans une pinte et demie d'eau, réduite aux trois quarts, et bue par verre, de demi-heure en demi-heure. Au quatrième il se plaignit tellement de malaise dans l'estomac, de vertiges et de sensations désagréables dans les intestins, que je crus devoir ne pas lui en faire prendre un cinquième. Une demi-heure après, il dit éprouver de la faiblesse et vomit un peu; et une antre demi-heure après, il rendit un Tænia entier, vivant, de dix-neuf pieds de long. Après cette expulsion il eut un tremblement général et resta pendant plusieurs heures fort souffrant (*Observat. de Breton*). Cet auteur conclut de sa narration que la racine sèche est plus active que la fraîche, et qu'il faut en donner un peu moins de deux onces, à cause des accidens qu'elle produisit chez ce sujet; ce qui, suivant lui, est causé parce que, perdant de son humidité par la dessiccation, la partie active reste plus rapprochée sous le même poids; il assure que cette différence en poids est presque de moitié, puisque deux onces perdent sept gros en séchant.

Observations VII - VIII. — Un enfant de sept ans, et un autre de dix, tous deux Indiens, avaient rendu des fragmens de Tænia; je leur fis prendre la décoction d'une once et demie de racine fraîche dans une pinte et demie d'eau, réduite aux trois quarts, par tasse de demi-heure en demi-heure; ils en prirent six, et éprouvèrent un peu de malaise et trois ou quatre vomissemens, ce qui m'engagea à cesser l'emploi de ce médicament. Lorsqu'ils furent remis, je leur donnai, dans l'après-midi, à chacun, une décoction d'une nouvelle demi-once de racine de Grenadier dans douze onces d'eau réduite à moitié. Deux heures après, ils se plaignaient d'étourdissemens et de faiblesses; mais à trois heures de là, le plus jeune rendit un Tænia de quatorze pieds (anglais) de long, et plus tard, l'autre en rejeta un de la même taille et vivant (*Observation de Breton*).

Observation IX. — Un petit garçon de neuf ans prit le matin vingt grains de poudre d'écorce de Grenadier dans une once d'eau, ce qu'on répéta toutes les heures jusqu'à cinq fois. A midi il rejeta un Tænia vivant, entier, de neuf pieds huit pouces de long (*Observation de Breton*).

OBSERVATION X. — Une fille de dix ans prit de même cinq doses de poudre de Grenadier. A midi elle rendit un *Tænia lata* vivant, de quatre pieds neuf pouces de long, et le lendemain un *Tænia solium* mort, de neuf pieds dix pouces de long, sans avoir éprouvé d'autre dérangemens que quelques nausées (*Observ. de Breton*). Cette observation est fort curieuse par la réunion de deux espèces de ver dans le même individu. Breton observe avec raison qu'il faut beaucoup moins de Grenadier en poudre pour chasser le Tænia qu'en décoction.

OBSERVATION XI. — Un jeune homme de vingt-deux ans, qui pendant un grand nombre d'années n'avait pas cessé de rendre des portions de Tænia, prit deux scrupules en poudre de racine de Grenadier dans deux onces d'eau : on renouvela cette dose toutes les heures, jusqu'à la sixième, qui ne produisit d'autres symptômes que des nausées. A quatre heures après midi il rendit un *Tænia lata* vivant, de six pieds six pouces de long (*Observation de Breton*).

OBSERVATION XII. — Un homme de trente ans, attaqué du Tænia depuis plus de cinq, prit deux scrupules de poudre d'écorce de racine de Grenadier dans deux verres d'eau, et répéta cette dose de demi-heure en demi-heure, jusqu'à la sixième, qu'il en discontinua l'usage à cause d'un peu de malaise et d'étourdissemens. Deux heures après la cessation, il rendit un Tænia entier, de quinze pieds trois pouces de long. Il paraît, dit Breton, que le ver est rendu plus vite quand les doses de la poudre sont rapprochées (*Observation de Breton*) (1).

OBSERVATION XIII. — Un enfant éprouvait de forts picotemens à la nuque et aux tempes, de fréquentes douleurs de ventre, qui duraient d'un quart d'heure à une heure, des rêves avec agitation la nuit. On commença alors d'apercevoir dans ses déjections des morceaux de Tænia; et, un an et demi après cette époque, des vomissemens nocturnes se montrèrent de temps à autre, une heure après le coucher. Le malade avait d'ailleurs bon appétit, pas de fièvre, allait à la selle tous les jours et ne présentait pas de maigreur notable. En novembre 1821 (l'enfant avait alors treize ans et neuf mois), deux ans après la première évacuation des morceaux de ver, et huit mois après l'irruption des vomissemens, il prit la décoction de Grenadier. Le premier jour il n'en but que quatre onces, parce qu'il avait mangé la veille. Deux jours

(1) Ces huit observations sont toutes remarquables par leur succès prompt, dû à la simplicité de la méthode du traitement, qui se rapproche beaucoup de celle que nous suivons aujourd'hui. Les quatre dernières, qui prouvent l'efficacité de la poudre à un gros et demi environ, ne sont pas non plus sans intérêt.

après il en prit une livre; mais ce jour il n'eut pas de déjections alvines; il sentit seulement une forte piqûre à l'hypocondre gauche, une autre après au genou, et une troisième au pied du même côté. Le jour suivant, il ingéra deux onces de la décoction; à midi, il rendit un Tænia : dès lors, les vomissé-mens, les douleurs de ventre et les agitations ces-sèrent. (*Observation de Gomez.*)

OBSERVATION XIV. — Un ancien soldat, âgé de quarante à cinquante ans, alors domestique, com-mença à sentir du malaise, à maigrir, quoique avec un appétit continuel. Il éprouvait de fréquens picotemens entre le nombril et l'estomac, ayant le ventre tantôt tuméfié, tantôt dans l'état naturel; il avait une grande faiblesse de jambes pour peu qu'il marchât, une douleur dans la région épigas-trique lorsqu'il faisait quelque chose de pénible, et une mélancolie habituelle. Depuis quelques mois il rendait des morceaux de Tænia, lorsque, servant chez le pharmacien qui prépara le remède du cas précédent, celui-ci, qui en connut l'heu-reuse issue, le lui administra. Ayant pris une livre, par jour, d'une décoction plus faible, pendant trois jours, sans incommodités, il lui en donna, le qua-trième, une décoction plus forte, qui lui causa des maux de tête et au dos, entre les épaules, avec beaucoup de faiblesse dans les membres. Le soir, il rendit un Tænia de cinq aunes, si vivant qu'il remuait, et avait des nœuds, dont deux lui resterent au col. Le malade se rétablit peu à peu, et ses infirmités cessèrent. (*Observation de Gomez.*)

. OBSERVATION XV. — Une fille de vingt-quatre ans, bien réglée depuis neuf, souffrait des maux de tête, devenus plus intenses depuis dix années : il y avait en même temps intumescence du ventre, point de côté à gauche, coucher pénible, douleurs abdominales, faiblesse des jambes. Elle rejetait, depuis six ans, des morceaux de Tænia ; l'appétit était d'ailleurs modéré et le sommeil tranquille. Lorsque la malade se trouvait plus incommodée, elle prenait deux gros d'essence de térébenthine dans du café, ce qui lui faisait expulser des morceaux de ver et la soulageait : elle se sentait incommodée de ce médicament, tant qu'il restait dans l'estomac. Le 20 décembre 1821, elle commença à boire la décoction de Grenadier à la manière accoutumée, et comme les deux premiers jours elle n'éprouva aucune incommodité ni de résultat, le troisième elle se hasarda de prendre, en deux verres, une livre de la décoction, ce qui lui occasiona des vomissemens avec angoisse et sueur ; mais, le soir, elle eut une déjection dans laquelle elle rendit un Tænia de sept aunes et-demie de longueur. (*Observation de Gomez.*)

OBSERVATION XVI. — Un enfant de sept ans, malade depuis sa naissance, avait eu de la gourme, puis la gale et ensuite des accès de toux, avec dyspnée, qui continuèrent de l'incommoder jus-

7

qu'en janvier 1822, et qui se montraient instanta-
nément; il éprouvait aussi des douleurs de ventre,
et d'autres, passagères et vagues, dans diverses régions du corps. Il était faible et sans appétit; depuis deux ans et demi, il avait rendu plus de qua-
tre-vingts aunes de Tænia : il rejeta aussi, un jour,
deux vers lombrics. On lui donna une once de
décoction de Grenadier, le 10 janvier, d'heure en
heure ; à la sixième dose, il vomit; le soir, il en
reprit deux autres doses; la nuit fut plus agitée
que d'ordinaire. Le jour suivant, il en prit deux
doses, d'une once et demie; dans l'après-dîner, il
rendit d'une seule fois le Tænia, dont une extrémité resta dans l'anus; elle parut se casser dans les
efforts que l'on fit pour l'en tirer. On continua les
jours suivans le remède, ce qui fit rendre des
anneaux de ce ver ; la plupart des symptômes
disparurent, à l'exception de la toux convulsive
avec dyspnée. (*Observation de Gomez.*)

Observation XVII. — Une demoiselle de vingt-
trois ans, sujette à des étourdissemens, des serremens de cœur, des picotemens autour du nombril,
à l'hypocondre, à des assoupissemens et à l'envie
de manger immédiatement après les repas, rendait, depuis deux ans et demi, des morceaux de
Tænia. Elle prit, pendant trois jours, de l'essence
de térébenthine, à la dose d'une cuillerée à café,
dans du vin, ce qui lui fit rendre quelques morceaux de ce ver, et cesser les douleurs ombilicales.

Elle en reprit une autre fois sans le même succès, et fut un an sans jeter de Tænia; après quoi, elle rendit derechef des anneaux cucurbitains; elle prit alors le nouveau remède, ce qu'elle fit au milieu de mars 1822. Trois doses à jeun lui firent éprouver une douleur de peu de durée dans la région épigastrique, et rejeter le ver, avec une partie du col, mais sans la tête; elle continua le soir le reste du remède, et, dans la matinée du jour suivant, elle évacua encore quelques cucurbitains, et un morceau du col du Tænia, où on ne put apercevoir la tête. (*Observation de Gomez.*)

OBSERVATION XVIII. — Un ecclésiastique, âgé de cinquante ans, robuste et bien portant, fortement coloré, commença, vers quarante-cinq ans, étant au Brésil, à s'apercevoir qu'il rendait des anneaux de Tænia : ces déjections avaient été précédées, plusieurs années avant, d'hypocondrie, d'angoisses, de faiblesses aux jambes, de manque de mémoire jusqu'à oublier de dire la messe, symptômes que les bains de mer adoucirent temporairement. Il prit alors un remède anthelmintique, qui lui fit rendre quelques cucurbitains, et une poche verdâtre et vide. Le 21 mars 1822, il prit, par deux onces, une livre de décoction de racine de Grenadier, ce qui lui occasiona des selles liquides; le soir, il rendit deux Tænia, dont l'un sans tête : le malade se sentit de suite guéri, même de ses absences de mémoire. (*Observation de Gomez.*)

OBSERVATION XIX. — Une demoiselle de vingt-huit ans, sujette à la céphalalgie, à des douleurs de nombril, ayant le sommeil pénible, agité, de la lassitude, avec faiblesse des jambes, de l'inappétence, rendait depuis deux ans des vers cucurbitains. Après avoir fait inutilement usage de différens anthelmintiques, elle prit, le 14 avril 1822, douze onces de décoction de Grenadier en six fois, et rendit le soir un lombric ; le lendemain, elle en prit quatre autres doses, et ressentit des angoisses à l'estomac, des douleurs entre les épaules, puis rejeta un Tænia sans sa tête, mais avec une partie du col ; elle rendit encore six à huit pouces du col le jour suivant : elle fut complètement guérie à partir de cette époque. (*Observation de Gomez.*)

OBSERVATION XX.—Un homme de vingt-trois ans, très-robuste, sujet à des douleurs de ventre fortes et prolongées, rendit inopinément des morceaux de Tænia en février 1822. Il fit alors usage de différens anthelmintiques qui firent jeter seulement des cucurbitains ; il eut même recours à l'écorce de Grenadier en poudre, sans beaucoup plus de succès. Le 20 mai il prit la décoction de cette même écorce ; et dès le même jour il rendit quatre aunes d'un Tænia vigoureux ; il en continua deux jours encore l'usage, puis le suspendit pendant dix ; le onzième, ayant aperçu de nouveau des cucurbitains, il reprit trois doses, de trois onces, de la décoction, puis deux onces le soir, ce qui lui fit rendre neuf aunes de Tænia sans tête, mais avec tout son col; il se sentait alors abattu, quoique sans fièvre, sans douleur et sans dégoût : le jour d'après, il n'eut qu'une selle, dans laquelle on voyait encore quelques cucurbitains. (*Observation de Gomez.*)

OBSERVATION XXI. — Une petite fille de six ans ayant mauvais teint, des douleurs de ventre, un grincement de dents pendant son sommeil, commença, en mars 1822, à rejeter quelques vers cucurbitains; elle avait grand appétit, et souffrait des accès d'une toux convulsive. On lui donna quatre doses, de deux onces, de décoction de Grenadier, qu'elle vomit toutes le premier jour; le lendemain, elle garda les mêmes doses; et eut plusieurs déjections sans douleurs, dont une amena quatre annes d'un Tænia qui se cassa. Trois jours après, elle se trouvait très-soulagée, ayant un appétit modéré, quelques douleurs de ventre, mais ne rendait plus de cucurbitains.(*Observation de Gomez.*)

OBSERVATION XXII. — Une domestique, âgée de soixante-treize ans, ressentait, depuis sa vingtième année, des battemens de cœur, des douleurs de ventre, de la toux, de l'angoisse avec faiblesse, et des mouvemens convulsifs. A soixante-cinq ans, elle commença à rendre des morceaux de Tænia, ce qui la délivra des convulsions seulement; elle eut ensuite des alternatives d'appétit et de dégoût. En octobre 1820, elle prit une once d'essence de térébenthine délayée dans un jaune d'œuf, ce qui lui fit évacuer plusieurs aunes de Tænia. Quelques mois après, sans avoir pris aucun remède, elle rejeta encore un grand morceau de ver, puis un second après, et enfin des anneaux cucurbitains. Le 9 juin et le 10, elle prit de la décoction de Grenadier; elle rendit de nouveau un grand bout de Tænia, qui resta suspendu à l'anus et qui se cassa en voulant l'arracher; elle l'évacua ensuite avec le col, mais sans tête : après quelques jours, elle n'eut plus qu'un peu de faiblesse. (*Observation de Gomez.*)

OBSERVATION XXIII. — Une femme âgée de trente ans, maladive jusqu'à sa onzième année, époque à laquelle elle fut réglée, se porta bien ensuite jusqu'à vingt-cinq, qu'elle commença à éprouver du malaise, avec la sensation d'un corps qui semblait remonter dans l'estomac, de la faiblesse et une sorte de voracité, ainsi que des lassitudes en marchant. A vingt-huit ans, évacuation des premiers cucurbitains, suivie de plus vives douleurs dans le ventre. Le 14 juillet 1822, elle prit une livre de décoction de Grenadier, qui fit sortir quelques aunes de Tænia vivant, dont le bout cassa à l'anus : les symptômes qu'elle éprouvait diminuèrent. Deux mois après, elle rendit de nouveau des cucurbitains, ce qui fit recourir encore au remède. L'auteur ignorait le résultat de cette nouvelle administration, au moment de l'impression de son mémoire. (*Observation de Gomez.*)

OBSERVATION XXIV.—Une fille de trente et un ans éprouvait, depuis l'âge de vingt-cinq, des angoisses précordiales, des lipothymies, avec faiblesse de tout le corps, et dyspnée, qui ne firent qu'augmenter avec le temps; elle ressentait de plus des frissons dans le dos, avec soubresauts et tremblement des mâchoires. Pendant son sommeil elle éprouvait des réveils subits, avec vertiges; le matin, elle bâillait, salivait, et avait des éructations nombreuses, avec légères douleurs au ventre, et un appétit fort variable. Depuis cinq ans, elle rendait des cucurbitains. Au mois de juin 1822, elle prit dix onces de décoction de Grenadier; à la dernière dose, elle sentit une espèce de *révolution* dans le ventre, avec tremblement des mâchoires, et rendit incontinent le Tænia, ce qui termina sur-le-champ toutes ses souffrances. (*Observation de Gomez.*)

OBSERVATION XXV. — Un homme de la maison du roi de Portugal, âgé de vingt-neuf ans, éprouvait depuis long-temps des étourdissemens, un grand appétit, beaucoup de faiblesse, des douleurs et des picotemens dans le ventre, qui prenait par place, et passagèrement, de l'élévation dans certaines régions de cette partie. Depuis plus de douze ans, il rendait des anneaux de Tænia, et en juin il en évacua deux grands morceaux. En juillet 1822 il prit deux livres de décoction de Grenadier sans rendre de ver ; quinze jours après, il en reprit une livre, qui lui fit sortir la tête et le cou très-déliés d'une variété de Tænia (il avait cinq orifices à la tête au lieu de quatre que ce ver présente ordinairement.) (*Observation de Gomez.*)

OBSERVATION XXVI.—Un homme âgé de vingt-deux ans, attaché à la maison du roi, commença à dix-sept ans, étant à Rio de Janeiro, à évacuer des anneaux cucurbitains, dont la sortie avait été précédée d'étourdissemens, de fatigues, d'une salivation épaisse et d'un appétit continuel. Il éprouvait aussi des douleurs vagues, avec picotemens au ventre, des serremens de gosier, des tremblemens alternatifs dans les yeux, dont les pupilles étaient dilatées ; mais, d'ailleurs, le sommeil était tranquille, et les selles se faisaient régulièrement : la décoction de Grenadier lui causa la diarrhée, et ne lui fit sortir que des cucurbitains. Quelques semaines après, il reprit de la même décoction, mais par précaution il ne l'ingérait qu'après le déjeuner; malgré cela, à la troisième dose, il eut encore la diarrhée et des étourdissemens ; cependant, il rejeta une portion de Tænia à la première selle, et, à la troisième, le restant avec la tête et le cou : le ver se remuait avec vivacité ; les deux morceaux rapprochés portaient environ cinq aunes. Les phénomènes indiqués ci-dessus persistèrent encore quelques jours, mais s'affaiblirent graduellement et disparurent ensuite. (*Observation de Gomez.*) (1).

OBSERVATION XXVII. — Une jeune personne de treize ans, d'une constitution faible, rendait, depuis dix mois, des portions de Tænia, contre lequel tous les traitemens dirigés n'avaient rien fait. Elle éprouvait de la pesanteur et des ondulations dans l'abdomen, et une sensation douloureuse vers l'épigastre; elle ressentait un appétit variable, vorace parfois; une véritable pyrexie se manifesta avec de l'amaigrissement: un purgatif, composé d'huile de ricin et de sirop de limon, ne fit point évacuer de fragmens du ver. Quelques jours après la malade ayant rendu des cucurbitains spontanément, prit, à une heure d'intervalle, deux verres d'une décoction concentrée d'écorce de racine fraîche de Grenadier : le premier fut rejeté; à l'ingestion du second succédèrent quelques coliques légères suivies de plusieurs selles dans

(1) Nous avons déjà observé que la manière de donner le Grenadier en plusieurs jours, qu'a suivie Gomez dans ces quatorze observations, est irrégulière; elle n'expulsait parfois que des morceaux de Tænia. D'ailleurs on fatigue plus l'estomac par des doses faibles, mais multipliées, que par des quantités d'une force suffisante et qui agissent promptement. Les cures sont dans ce dernier cas plus faciles, plus promptes, et l'action du remède sur les organes est moins marquée.

l'une desquelles fut expulsé un Tænia de six à sept
pieds de long, en un seul morceau et entier, pelotonné, et ayant des nœuds dans plusieurs points.
(*Observation de M. Bourgeoise.*) (1)

OBSERVATION XXVIII. — Une femme de vingt-
huit ans, d'une constitution fort détériorée, ra-
chitique, sujette à des affections nerveuses vagues, qui depuis trois ans avait rendu plusieurs
bouts de Tænia, soit spontanément, soit surtout
à la suite d'un grand nombre de traitemens qu'elle
avait déjà subis, parmi lesquels étaient ceux de
Nouffer et de Bourdier, prit une potion purgative,
semblable à celle de la malade précédente, qui
amena un assez grand nombre de selles dans lesquelles il n'y avait pas un seul bout de Tænia.
Le lendemain cette femme fit usage de la décoction de deux onces de l'écorce de racine fraîche de
Grenadier dans trois verres d'eau réduits à deux.
Les deux premières tasses, prises à une demi-heure
d'intervalle, furent rejetées par le vomissement;
la troisième, que la malade ne vomit pas, procura
deux selles accompagnées de légères coliques, et
bientôt après une troisième dans laquelle était
un Tænia de sept à huit pieds, entier et d'un seul
bout, noué et pelotonné. La malade put sortir qua-

(1) *Observations sur l'emploi de l'écorce de racine de Grenadier contre le Tænia, suivies de réflexions ;* etc. (Nouv. Bibl.
Méd., t. VI, p. 397.)

tre heures après l'ingestion de ce remède. (*Observation de M. Bourgeoise.*)

Observation XXIX. — Une dame, âgée de
trente-trois ans, d'un tempérament nerveux, irri-
table, d'une faible constitution, maigre, rendait
des anneaux de Tænia depuis huit mois; elle prit
de l'huile de palma-christi avec du calomélas et
du sirop de limon, ce qui lui fit rejeter plusieurs
bouts de ce ver; un mois après la malade souffrant
encore, quoiqu'elle ne rendît plus d'anneaux, sol-
licita M. Bourgeoise de la traiter, ce qu'il refusait
pour l'instant à cause de l'absence des cucurbitains; mais il fut tellement prié par cette femme
qu'il consentit à lui donner la décoction de Grenadier, à sa manière, c'est-à-dire en prenant la
veille de l'huile de palma-christi avec le sirop de
limon, ce qui n'en fit pas rendre *un seul;* il n'en
résulta que quelques légères coliques: mais le lendemain le Grenadier lui fit jeter le reste de son
Tænia, long d'environ deux pieds, avec la tête
(*Observation de M. Bourgeoise*).

Observation XXX. — Une femme, âgée de qua-
rante-neuf ans, éprouva, il y en a environ cinq,
du dérangement dans son appétit et sa digestion;
le ventre se ballonna; elle ressentait des douleurs
vagues dans les membres; on crut qu'elle était affectée d'obstructions. Il y a deux ans qu'elle rendit des anneaux de Tænia, ce qui éclaira sur sa
maladie, et lui fit administrer le remède de Bour-

dier, qui lui fit jeter quelques aunes de ce ver. Lorsqu'elle se confia aux soins de M. Bourgeoise, tous les accidens dus à sa présence étaient revenus, cependant elle ne rendait pas de cucurbitains depuis huit jours. Il lui administra, à sa manière, de la décoction de l'écorce de la racine de Grenadier, et dix minutes après le dernier verre, elle rendit, sans nausées, vomissemens, ni même de coliques, un Tænia entier, mort, noué et pelotonné, long de quatre aunes et demie. (*Observation de M. Bourgeoise.*)

OBSERVATION XXXI. — Une des observations les plus curieuses en ce genre est celle du médecin à qui nous devons les quatre précédentes ; elle a pour sujet une petite fille de trois ans moins un mois, qui rendait, depuis douze ou treize mois, des anneaux de Tænia ; on en avait expulsé des bouts plus ou moins considérables, au moyen du remède de M. Bourdier modifié ; l'enfant buvait habituellement des décoctions de fougère mâle et de houblon ; M. Bourgeoise lui donna le quart de la dose ordinaire de Grenadier, c'est-à-dire, la décoction d'une demi-once de l'écorce de la racine dans huit onces d'eau réduites à quatre : deux heures après la dernière prise de ce remède, l'enfant rendit un Tænia d'environ six pieds, entier, noué et pelotonné.

OBSERVATION XXXII - XLVI. — Un homme de quarante-cinq ans, pâtissier, valétudinaire depuis

un grand nombre d'années, taciturne, mélanco-
lique, était habituellement tourmenté de coliques
et de diarrhée; il rendait dans ses selles des fragmens de ver plat. Depuis six ans il avait fait à
Bordeaux et à Paris différens traitemens par les
drastiques, pour s'en débarrasser, sans y parvenir.
Cet homme, qui craignait d'être alité par un
nouveau traitement, ne consentit à s'y soumettre
que sur l'assurance qu'il serait délivré de son ver en
peu d'heures. Effectivement, ayant pris le Grenadier à onze heures du soir, il eut quelques éblouissemens, un peu d'envie de vomir; mais à une
heure et demie du matin, c'est-à-dire, un peu
plus de deux heures après son ingestion, il rendit un Tænia avec la tête et son cou filiforme; il
dormit le reste de la nuit : le lendemain il reprit
son travail comme à l'ordinaire. (*Observation de
M. Bourgeoise.*) Ce médecin cite quatorze autres
cas de réussite du même traitement, dont le dernier seul mérite quelques détails. Il est relatif à un
homme qui avait habité le Portugal plusieurs années, et qui depuis cinq ans rendait des parties de
Tænia. Inutilement on lui avait fait plusieurs traitemens, et notamment à plusieurs reprises celui de
Nouffer ; la décoction de la racine de Grenadier,
qu'on lui donna à cause de l'insuffisance de ceux-
ci, fut vomie en partie, et le reste ne donna lieu
à aucune selle. Une nouvelle décoction, portée à
deux onces et demie (et probablement de meil-

leure écorce), ayant été administrée le surlendemain , le malade rendit une heure après la troisième
prise un Tænia pelotonné, entier et mort, sans
éprouver ni vomissement, ni coliques (*Bull. des
sciences médicales* de Férussac, XIX, 120.) Ce
médecin emploie deux onces de l'écorce de racine
sèche, qu'il fait macérer la veille dans deux
livres d'eau , et réduire à un tiers le lendemain;
il la fait prendre en trois verres de demi-heure
en demi-heure. La veille il donne deux onces
d'huile de ricin , avec une once de sirop de limon,
adjonction qui nous semble tout-à-fait inutile.

OBSERVATIONS XLVII - XLIX. — Un malade ,
tourmenté depuis dix ans du Tænia, en a été délivré d'un très-long et très-large, (serait - ce un
Bothriocéphale ?) le 17 août 1824, à l'aide de la
décoction de deux onces de racine fraîche de
Grenadier, par M. le docteur Husson. Ce médecin
a réussi, par le même moyen, dans deux autres cas.

OBSERVATION L - LXXIX. — Le docteur Aimé
Grimaud a communiqué à l'Académie royale de
Médecine, en mai 1824, une notice qui contient
la mention de trente cas de guérison du Tænia par l'é-
corce de la racine de Grenadier, et avant cette époque, il en avait déjà guéri sept ou huit par le même
moyen : il est un de ceux qui ont des premiers mis
en pratique notre travail et avec le plus de profit
par suite des annonces qui ont été faites de ses succès
dans les journaux politiques. Il nous a assuré avoir été

consulté à cet égard par beaucoup de malades ; ces faits sont insérés dans un journal qu'a publié ce médecin pendant deux années sous le nom de *Propagateur des sciences médicales*. Il affirme que dans le plus grand nombre des cas, le ver a été rendu dans l'espace d'une heure jusqu'à quatre après l'ingestion du remède et qu'il a été constamment expulsé en totalité ; dans deux ou trois occasions, il n'a été évacué qu'en partie, parce que les malades avaient vomi presque entièrement le remède. Ce médecin dit qu'il emploie toute la racine, pourvue de son *meditullium*, qui pourtant est boiseux et peut-être sans vertu, et qui en fait la partie la plus considérable dans les grosses divisions; aussi est-il parfois obligé d'augmenter la dose de celle qu'il prescrit, et même de la répéter le lendemain. Il donne un laxatif, tel que l'huile de ricin, si le ver pend à l'anus, etc., etc. (*Propagateur des sciences médicales*, septembre 1825.)

OBSERVATION LXXX. — M. le docteur Théallier a donné des soins à une demoiselle d'une trentaine d'années , qui éprouvait depuis plusieurs des douleurs vagues dans le ventre, des borborygmes, des tiraillemens d'estomac; l'appétit était irrégulier, les digestions lentes, difficiles ; la malade était morose, éprouvait des élancemens dans les membres. L'administration des méthodes anciennes contre le Tænia lui ayant été faite sans succès , ce médecin lui prescrivit la décoction d'écorce de racine de

Grenadier, suivant notre formule, ce qui lui fit rendre un Tænia très-grêle à la cinquième selle ; il avait une aune et demie de long, avec la tête. De l'huile de ricin, administrée le lendemain, fit encore évacuer des cucurbitains (*Propagateur des sciences médicales*, décembre 1824, page 281), circonstance qui a besoin de nous être affirmée par un médecin aussi véridique pour être crue, car elle est à peu près unique dans nos observations. Depuis bientôt huit ans que cette guérison a eu lieu, la malade n'a pas eu le plus léger accident qui pût en faire soupçonner la sûreté, d'après ce que nous a rapporté, il y a peu de jours, notre collègue.

OBSERVATION LXXXI. — M. Pradas, docteur en médecine à Carcassonne, a guéri son épouse d'un Tænia, dont elle était affligée depuis plusieurs années, et qui avait résisté à tous les moyens usités pour en obtenir la sortie. La décoction de deux onces d'écorce de racine de Grenadier lui fit rejeter, après cinq quarts d'heure de l'ingestion de la dernière tasse, un ver de six aunes de long. Ce collègue dit que ce remède *agit comme par enchantement*, et rend hommage à la publicité qu'on lui a donnée. Il note dans son récit qu'il avait inutilement essayé les balaustes ou fleurs du Grenadier, qu'on lui avait présentées comme vermifuges avant d'administrer la racine de cet arbrisseau. (*Propagateur des Sciences médicales*, 2e année, page 86. — 1825.)

OBSERVATION LXXXII. — Un homme de trente-quatre ans, charron, commença à être attaqué d'épilepsie à dix-sept ; sans cause connue ; les accès avec le temps se rapprochèrent au point de se reproduire quatre fois par jour, et sans qu'aucune douleur précédât leur invasion. On chercha inutilement à l'en guérir. On s'aperçut qu'il rendait des cucurbitains ; mais alors la méthode de traitement par le Grenadier n'était pas connue, et il le fut sans succès par celles qui étaient en usage à cette époque. En 1818, le malade, épileptique depuis dix ans, vint consulter M. le docteur Gaube; et quoique plusieurs de ses accès fussent faibles, il soupçonna que cette maladie était due à la présence du Tænia, dont on chercha encore inutilement à le délivrer, bien que l'annonce de la propriété du Grenadier fût déjà faite sommairement, ainsi que nous l'avons dit en commençant, dans plusieurs journaux, mais non employée, faute d'observations pratiques qui éclairassent les médecins sur son emploi; on ne parvint qu'à faire rendre des portions de ver par les moyens mis en usage, et l'épilepsie persista. En 1823 ce malade eut une affection aiguë des intestins qui dura, avec l'enflure qui survint à la suite, quatre mois, et qui suspendit les attaques d'épilepsie; mais celles-ci revinrent deux mois après ; il rejeta alors de nouvelles portions de Tænia. Le 2 juin 1825, on lui administra enfin la racine de Grenadier à la manière indiquée par nous, qu'on répéta le lendemain et le surlendemain, qui fit évacuer un Tænia vivant, et qui soulevait la tête d'une manière évidente. Cette épilepsie, qui durait depuis dix-sept ans, disparut, et le malade a recouvré depuis une santé parfaite. (*Observation de M. Gaube*; Revue médicale, juillet 1826).

OBSERVATION LXXXIII.—Le même auteur a vu un Tænia produire une hématurie qui dura trois semaines chez un soldat anglais, âgé de quarante-un ans, et qui cessa par l'évacuation du Tænia.

OBSERVATION LXXXIV. — Le docteur Gallo, de Naples, emploie fréquemment et jusqu'à trois fois par semaine, et toujours avec succès, la racine de Grenadier sauvage contre le Tænia, dont il porte la dose à trois et quatre onces dans une livre d'eau réduite à moitié, qu'il donne en quatre [parties égales, sans préparation ni addition. Mais il a rarement besoin d'aller à la troisième ou quatrième; de sorte que les malades ne prennent réellement que deux onces de cette substance. L'effet a toujours été constant et prompt, et à l'exception d'un seul cas où il fut plus tardif, toujours le ver a été rendu de deux à six heures après l'ingestion du médicament. (*Observatore medico*, p. 41, 15 mars 1826.)

OBSERVATIONS LXXXV - CVII. — Une dame de trente-deux ans souffrait du Tænia depuis six ou sept (et non depuis vingt-six, comme on l'a dit dans les journaux politiques, où M. Moulin a cru devoir annoncer cette cure). Elle éprouvait les symptômes, d'ailleurs si équivoques, du Tænia, et était réduite à un grand état de dépérissement, autant par suite des traitemens entrepris pour la guérir que par la présence du ver; malgré qu'elle rendît des cucurbitains, on n'osait pas lui donner le grenadier à cause de son extrême faiblesse. M. Moulin fut plus hardi, et réussit à le lui faire évacuer; malgré qu'il ait suivi une méthode complexe, et qu'il ait donné une dose trop forte de Grenadier, qui causa des purgations trop nombreuses, elle se remit bien. M. De Blainville, qui vit le ver, le déclara un *Tænia solium* ou *Tænia armé* (*Journal analytique de Médecine*, VIII, p. 45; 1827). Ce médecin assure avoir traité avec succès vingt-deux autres cas de Tænia par l'écorce de racine de Grenadier.

OBSERVATION CVIII.—Une dame âgée de trente-deux ans ressentit, huit ans avant (en 1819), les premières atteintes du Tænia, caractérisées par une série de symptômes, tels que des ondulations dans le ventre, un appétit bizarre et déréglé, des picotemens autour de l'ombilic et vers l'estomac, des alternatives de constipation et de diarrhée, des rapports acides, des borborygmes et des coliques, une sorte d'ardeur insupportable à l'anus : tantôt l'abdomen était dur, tendu, volumineux et météorisé, d'autres fois il était retiré vers la colonne vertébrale et semblait être partagé en plusieurs lobes. La malade ressentait en outre de fréquentes palpitations; des bouffées de chaleur lui montaient au visage; il y avait des syncopes assez répétées; souvent une sueur froide couvrait tout son corps, à l'exception de la paume des mains qui restait constamment sèche et brûlante. Il existait une céphalalgie temporale continuelle et très-forte, que rien ne pouvait calmer; elle était suivie tantôt d'éblouissemens et de vertiges, tantôt d'assoupissement profond durant plusieurs heures ; les pupilles étaient presque toujours dilatées; le teint, jaune pâle, était fouetté de rouge sur les pommettes ; la malade éprouvait des douleurs dans les membres, et elle maigrissait beaucoup. En 1826, elle eut une fièvre intermittente tierce qui fut bien guérie; puis elle devint enceinte au milieu de ces accidens, sans éprouver ni plus ni moins de malaise; seulement elle eut des vomissemens opiniâtres pendant les deux premiers mois de la gestation, qu'elle parcourut ensuite sans accidens; comme aucune portion de Tænia n'avait été rendue, le médecin ordinaire n'attribua pas les souffrances qu'elle éprouvait depuis si longtemps à ce ver : elle fut saignée plusieurs fois, et à chaque émission sanguine elle éprouvait plus de souffrances. Vers le milieu de 1827, elle commença à rendre des cucurbitains et des bouts de plusieurs pouces; son médecin ordinaire, à cause de son état de souffrance, n'osa pas lui prescrire le Grenadier : elle s'adressa alors à M. Moulin qui, malgré la détérioration où elle était, lui donna la décoction de *trois* onces d'écorce de cette racine dans une pinte d'eau, réduite à trois verres, à prendre de demi-heure en demi-heure, précédée et suivie de deux onces d'huile de ricin. La malade fut purgée violemment par la première dose de l'huile, puisqu'elle alla quinze à dix-huit fois, et pourtant sans qu'il y eût de bouts ni d'anneaux de Tænia dans ces selles. Des trois verres de la décoction qui furent pris le lendemain, le premier fut vomi; les deux autres passèrent et le ver fut rendu au dernier; les deux autres onces d'huile de ricin, ingérée après, firent rendre encore des portions de Tænia, suivant l'auteur; ce traitement fut suivi de bouffées de chaleur, de sueurs sur la poitrine et dans les mains, de céphalalgie, de vertiges, de soif, etc. Le ver fut reconnu pour être le *Tænia solium*, par M. De Blainville. (*Observation de M. Moulin*, Journ. univ. des Sciences médicales, XXVII, 247-1827). Il est évident pour nous que cette dame a pris une dose trop forte de Grenadier, et que deux onces eussent suffi, surtout vu son état très-compliqué de souffrances. Les accidens qui en furent la suite le prouvent assez; et surtout ceux causés par l'huile de ricin, qui produisit une superpurgation sans faire rendre un cucurbitain; administration qui nous a toujours paru plus contraire que favorable dans ce traitement, quoiqu'elle soit suivie par un assez bon nombre de praticiens.

OBSERVATION CIX.—M. le docteur Lisfranc a guéri un cas de Tænia par le moyen de la racine de Grenadier, à laquelle il a joint (fort inutilement, suivant nous), deux onces d'huile de ricin. (*Clinique des hôpitaux*, 11 octobre 1827).

OBSERVATIONS CX-CXV.—Le docteur Stambio, de Milan, a guéri six cas de Tænia avec la décoction de la racine de Grenadier sauvage. Il donne la veille, sans nécessité suivant nous, deux onces d'huile de ricin. (*Bull. des Sc. méd. de* Férussac, mars 1827, X, 258). Il avait échoué avec la poudre de la même écorce, chez plusieurs de ses malades.

OBSERVATION CXVI. — Le docteur Raisin, de Caen, a communiqué à l'Académie royale de Médecine, le 27 décembre 1827, le fait suivant d'expulsion de Tænia. Un homme de trente-deux ans, jardinier, éprouvait depuis quinze des coliques qu'on avait traitées à plusieurs reprises, et toujours sans succès, par des moyens divers; depuis six mois, il éprouvait des mouvemens ondulatoires dans le ventre, accompagnés d'une sorte d'anéantissement, de mal de cœur, surtout à jeun. Un jour, il but beaucoup d'eau-de-vie, et rendit des portions de Tænia; depuis il en rejetait toutes les fois qu'il en buvait. On essaya, à cette époque, d'expulser ce ver par le mercure, sans succès. Ce fut alors que M. Raisin, ayant été consulté, pres-

crivit trois jours de suite la décoction de deux
onces d'écorce de racine de Grenadier, dans quatre verres d'eau réduits à trois ; le second jour,
seulement, il rendit après le premier verre la plus
grande portion du Tænia ; et le reste après le
deuxième ; l'animal fut reconnu par M. Deslong-
champs, naturaliste de Caen, pour le *Tænia solium*.
M. Raisin n'en donna pas moins la décoction des
deux autres onces le lendemain, quoique cela fût
bien inutile et eût pu même compromettre la santé
d'un malade moins robuste que le sien, dont l'eau-
de-vie avait certainement endurci les entrailles.
M. Raisin fils, élève en médecine, en transmet-
tant à l'Académie royale de Médecine cette observation de son père, directeur de l'École secondaire
de Médecine à Caen, demanda à cette compagnie
si une préparation de Grenadier dans l'eau-de-vie,
comme la teinture alcoolique, par exemple, ne serait pas plus efficace que la décoction aqueuse,
d'après l'observation de son père. M. le professeur
Orfila et nous, qui fîmes le rapport de ce fait à
l'Académie, fûmes d'avis de préférer le traitement
habituel, qui est sûr et exempt de tout danger,
tandis qu'il pourrait n'en être pas de même en
ajoutant encore à l'activité d'un médicament déjà
fort actif par lui-même. M. Raisin père termine son
observation en avouant que, depuis trente ans qu'il
exerce la médecine, il n'a jamais pu parvenir à faire
évacuer un seul Tænia entier, et que le seul Gre-

nadier vient de lui en fournir, dès l'abord, le moyen.

OBSERVATION CXVII. — Un homme de cinquante ans, employé dans un bureau, éprouvait depuis plus de six mois un malaise général, des coliques fréquentes; il maigrissait à vue d'œil, avait le teint jaune, le visage altéré avec de grandes inégalités dans l'appétit et les digestions; il ne savait à quoi attribuer ces dérangemens, lorsqu'il aperçut des portions de Tænia dans ses garde-robes. Ayant consulté différens médecins, on lui fit plusieurs traitemens qui furent infructueux. C'est alors qu'on nous l'adressa (16 juillet 1827). Lorsque nous l'eûmes examiné et que nous lui affirmâmes que le lendemain à pareille heure il serait délivré de son ver, il fit un sourire d'incrédulité, bien permis sans doute, d'après ce qui lui était arrivé. Il alla chercher un Grenadier, écorça la racine, en prépara lui-même la décoction, qu'il prit avec soin le lendemain; et il nous apporta tout joyeux, le soir, un Tænia long de plusieurs aunes, bien entier avec sa tête rendu en une seule fois. Il appelait ce traitement *miraculeux;* et depuis, ce malade n'a jamais rien ressenti qui pût indiquer le retour de son ver, et se porte parfaitement bien.

OBSERVATION CXVIII. — Quelques jours après, nous fûmes consulté par un de nos confrères de l'Académie royale de Médecine pour sa femme, malade depuis plusieurs années sans qu'on sût à quoi l'attribuer; on mettait sur le compte des nerfs, les malaises, les coliques, etc., qu'elle éprouvait ; la veille du jour où il s'adressa à nous, elle avait eu des tranchées atroces, *qui lui coupaient le ventre*, suivant son expression, mais qui lui firent rendre un morceau de Tænia, dont résulta la connaissance de sa maladie ; l'écorce de Grenadier, prise à la manière accoutumée, lui fit jeter un ver fort long, étroit, de couleur fauve, qui nous parut une variété marquée de l'espèce ordinaire, non sans éprouver des accidens assez graves, tels que vertiges, trouble cérébral, etc., dont elle fut plusieurs jours à se bien remettre.

OBSERVATION CXIX.—M. le docteur Deslandes (1) fut appelé par un homme de trente-six ans qui ressentait, depuis dix, une foule d'incommodités, telles que chaleur vive et brûlante à la région hypogastrique, malaise dans les lombes, de la toux, des étouffemens, des étourdissemens, un mauvais goût à la bouche ; son teint était jaune ; le malade éprouvait de la morosité. Chaque fois qu'il rendait des portions du Tænia, tous ces symptômes étaient plus prononcés. Le médecin, trouvant la langue rouge, de la céphalalgie, remit le traitement à quelques jours de là. Alors il lui fit prendre la décoction de deux onces de racine de Grenadier dans une livre d'eau, réduite à moitié, en deux doses, bien qu'il ne rejetât pas actuelle-

(1) Deslandes. *Observation sur l'emploi de l'écorce de racine de grenadier*. (Nouv. Bibl. méd., t. VI, p. 341.)

ment de cucurbitains ; mais le malade l'avait prévenu qu'il éprouvait les symptômes avant-coureurs de leur évacuation. Dix minutes après la seconde prise, il rendit, effectivement, en entier, un Tænia n'ayant que deux pieds de long. «Jamais, dit M. Deslandes, le malade ne s'est si bien porté que depuis cette expulsion. » (*Observation de M. Deslandes.*)

OBSERVATION CXX. —Une charcutière, âgée de trente-six ans, d'une constitution délicate, rendait depuis deux ans des portions de Tænia ; elle éprouvait long-temps avant des pesanteurs de tête, des vertiges, des douleurs dans les lombes, le bas-ventre, l'épigastre, un poids, des chaleurs, du malaise dans cette région, symptômes qui augmentaient lorsqu'il devait sortir quelques articulations de ce ver, surtout vers l'approche des règles. La racine de fougère mâle avait été donnée inutilement. M. Deslandes lui prescrivit la décoction de deux onces de décoction d'écorce de racine de Grenadier dans une pinte d'eau, réduite à chopine, bue d'heure en heure. Le premier verre fut vomi une heure après avoir été avalé ; la malade prit le second, et trois quarts d'heure après un Tænia de quinze pieds de long, avec la tête, fut rendu sans colique, et vécut près d'une heure et demie. Le lendemain cette dame, qui avait eu la veille, après la sortie du ver, quelques vertiges, éprouva des douleurs vives dans les lombes, de la diarrhée et des coliques, qui cessèrent avec l'apparition des règles. (*Observation de M. Déslandes*, Nouvelle bibliothéque médicale, IX, 369.)

Observation CXXI. — Un négociant, d'une constitution vigoureuse, avait depuis quelques années une diarrhée habituelle, des douleurs, du malaise, des pesanteurs dans l'abdomen, de mauvaises digestions, de la pâleur à la face, des tremblemens, de fréquens vertiges, etc. Le malade, qui avait consulté infructueusement plusieurs médecins de la capitale, aperçut dans ses selles quelques fragmens de Tænia. Un praticien lui conseilla alors une *demi-once* de racine de Grenadier dans une chopine d'eau, que le malade prit en *six* jours, avec une cuillerée de sirop d'armoise dans chaque dose, ce qui n'eut d'autres effets que de faire rendre des anneaux de Tænia (qui fussent probablement sortis spontanément). Traité alors par une méthode convenable, c'est-à-dire par la décoction de deux onces de racine de Grenadier, prise le même jour en trois fois, il rendit au troisième verre, un Tænia de vingt pieds de long sans colique et à la première selle (comme cela a lieu assez souvent); il était très-vivant, et cherchait à s'échapper de la cuvette où on l'avait déposé dans l'eau chaude : il vécut trois quarts d'heure. M. Deslandes, auteur de cette observation, croit que les personnes qui vendent de la viande, comme charcutiers, bouchers, etc., sont plus sujets que d'autres au Tænia, ce que les professions du grand nombre de sujets attaqués de ce ver, dont nous avons rapporté les observations, ne permettent pas de conclure avec lui.

OBSERVATION CXXII. — M. le docteur Souza de Velho (1) a donné des soins à un homme de vingt-un ans, affecté de Tænia, et contre lequel on avait dirigé la plupart des traitemens connus sans parvenir à l'en débarrasser. Précédemment il avait eu beaucoup d'ascarides; à dix-huit ans, il éprouva les premiers symptômes qui firent soupçonner le ver plat, dont l'existence fut bientôt mise hors de doute par la sortie de cucurbitains. Trois médecins successivement appelés, échouèrent dans les tentatives qu'ils firent pour l'en débarrasser, et n'obtinrent tout au plus que la sortie de quelques anneaux. M. de Souza, ayant alors rencontré ce malade, eut beaucoup de peine à lui persuader qu'on possédait des moyens certains de le guérir du Tænia, tant il était fatigué et souffrant des tentatives infructueuses faites sur lui. Vaincu par ses promesses, il consentit à prendre la décoction de deux onces d'écorce de racine de Grenadier, ce qui lui fit rendre quatre aunes de Tænia. Enchanté de cet heureux résultat, le malade alla plus loin

______

(1) Souza de Velho (J.). *Observation sur l'usage de l'écorce de la racine de Grenadier dans le traitement du Tænia.* (Nouv. Bibl. méd., t. VI, p. 344.)

qu'on ne voulut; il reprit avec confiance, le lendemain, la décoction de trois autres onces de la même
substance, et y ajouta de l'huile de ricin malgré le
médecin, croyant guérir plus sûrement. Il rendit
encore plusieurs autres portions, et enfin la tête
du Tænia. Dès lors le malade acquit une santé qui
lui était inconnue depuis long-temps; toutes ses
souffrances cessèrent, et il n'a plus rien éprouvé
depuis. (*Observation de M. de Souza.*)

OBSERVATIONS CXXIII-CXXVII. —M. le docteur
Patel, dans une thèse soutenue en 1828, à la Faculté
de Médecine de Paris, sur les *Tænia* (1), rapporte
cinq cas de guérison du ver solitaire par la racine de
Grenadier. Dans l'un d'eux, il employa six onces
d'écorce en deux jours, et l'expulsion du Tænia
eut lieu le second jour. La malade qui le portait
était dans un état de marasme; certainement chez
elle, il y a eu quelques circonstances qui se sont
opposées à l'expulsion du ver dès le premier jour,
et on doit regretter que l'auteur n'en ait pas fait
mention.

OBSERVATION CXXVIII. — Le docteur Harveng,
de Manheim, a guéri du Tænia une jeune fille de
douze ans qui en souffrait depuis quatre, au
moyen de la décoction de racine de Grenadier. Elle
en avait déjà rendu plusieurs parties à différentes

(1) Patel, d'Etain. *Dissertation sur les Tænia.* Paris, 1828,
in-4.

reprises; elle fut purgée la veille avec une dose d'huile de ricin, et le lendemain elle prit une décoction de deux onces de racine de Grenadier, dans trois livres d'eau réduite d'un tiers; à la seconde prise, la petite malade éprouva des nausées, du malaise : elle rendit le Tænia après la troisième. (*Académie royale de Médecine*, 23 juillet 1828.)

OBSERVATIONS CXXIX - CXXXI. — M. le docteur Burdin jeune, ayant à expulser un Tænia chez une dame très-nerveuse, imagina d'ajouter deux têtes de pavot à la décoction de la racine de Grenadier; il n'obtint pas la sortie du ver; il donna quelques jours après la décoction simple, et le Tænia fut rejeté de suite et sans accidens. Il a réussi dans deux autres cas à délivrer de ce cestoïde les sujets à l'aide du même moyen. (*Académie royale de médecine*, juillet 1828.)

OBSERVATIONS CXXXII - CXLI. — Le docteur J.-R. Marinus rapporte, dans une brochure publiée à Bruxelles (1), dix cas de guérison du Tænia au moyen de la décoction de deux onces d'écorce de racine de Grenadier, macérée pendant vingt-quatre heures dans une livre et demie d'eau bouillante, qu'il jette dessus, puis rapprochée à moitié le lendemain, et donnée en trois doses. Il a observé plusieurs fois, ainsi que le docteur Tal-

____

(1) *De l'emploi de la racine de Grenadier contre le Tænia.* Bruxelles, 1828, in-8° de trente-trois pages.

lois, que la présence du Tænia peut non-seulement simuler, mais même produire une véritable hypertrophie du cœur; qu'il regarde comme due à la nutrition plus abondante, causée par la plus grande quantité de nourriture, à laquelle force cet entozoaire, mais qui nous paraît devoir plutôt être attribuée à la perturbation dans les fonctions nerveuses, et aux désordres de tout genre qu'il produit, etc.

Observation CXLII. — M. le docteur Lavalette, médecin à Meaux, a adressé le 13 mai 1828, à l'Académie de Médecine, quatre cas de guérison du Tænia par la décoction de la racine de Grenadier. Il s'agit, dans le premier, d'une femme de trente ans qui, quoique grasse et vermeille, éprouvait du dégoût des alimens, et rendait des cucurbitains *par la bouche*. Dans le second, il est question d'une femme de trente-huit ans. Le troisième regarde une autre femme de vingt-huit ans, domestique, qui évacuait des cucurbitains par la voie ordinaire. Une fièvre intermittente suspendit cette sortie, mais ils reparurent après sa cessation. Un forgeron fait le sujet du quatrième. Son père avait eu le Tænia. Pendant plusieurs années on avait essayé tous les traitemens enseignés contre ce ver, mais inutilement; le Grenadier l'en délivra, ainsi que les autres sujets de ces observations.

Observations CXLIII - CXLIV. — M. Chauffard, d'Avignon, a guéri deux malades du Tænia par le moyen de l'écorce de Grenadier. L'un était tourmenté depuis huit ans de rapports acides, de flatuosités et d'hypocondrie ; il avait voyagé dans une partie de l'Europe sans éprouver le moindre soulagement à ses maux. Étant à Avignon, il rendit, pour la première fois, quelques fragmens de Tænia, ce qui donna l'éveil sur la nature de sa maladie, et lui fit administrer trois onces de racine de Grenadier bouillies dans huit verres d'eau réduits à trois, qui lui firent rendre cet entozoaire une demi-heure après le second verre. L'autre malade de M. Chauffard était robuste, mais blême. Le Tænia ne fut expulsé qu'après la troisième dose de la décoction. Conservé dans l'eau tiède, il se trouva avoir dix pieds de long. (A. L. J. Bayle, *Bibliothèque de thérapeutique*, I, 336.)

OBSERVATIONS CXLV-CXLVI.—M. Jacques, jardinier en chef du roi Louis-Philippe, nous ayant entendu parler de l'efficacité du Grenadier contre le ver solitaire, l'administra en juillet 1828, suivant la méthode que nous lui indiquâmes, à un de ses garçons, qui rendit avec facilité un très-long Tænia, dont il souffrait depuis plusieurs années. Le même nous a assuré que ce jeune homme ayant un de ses parens, plombier de son état, atteint du ver solitaire, et qui avait été traité infructueusement par plusieurs médecins, lui donna le Grenadier de la même manière qu'il l'avait vu pratiquer à son maître sur lui, et qu'il en fut parfaitement délivré.

Voilà de simples jardiniers opérant des cures que les médecins les plus instruits d'autrefois n'auraient pas été sûrs d'obtenir avec les remèdes qu'ils avaient alors à leur disposition.

OBSERVATION CXLVII.—Une petite fille, de l'âge de sept ans, portait un Tænia depuis celui de cinq, et fut traitée successivement à Mons, à Anvers, sans autre succès que de lui faire rendre des fragmens de ce ver ; mais peu de jours après les douleurs de ventre reparaissaient. Amenée en 1827 à M. Rontet, il lui trouva les pupilles dilatées, les yeux ternes, avec un cercle sous-orbitaire noirâtre, la langue blanche, muqueuse ; la petite malade éprouvait parfois de la céphalalgie ; son ventre était dur, douloureux à la pression, avec malaise et fourmillement dans la région épigastrique ; elle éprouvait une faim dévorante, et avait un sommeil interrompu par des rêves pénibles, était triste, morose. Ce médecin lui donna d'abord une once d'huile de ricin qui (suivant l'usage presque constant) ne fit point sortir de fragmens de Tænia, ce qui ne l'empêcha pas de prescrire pour le lendemain la décoction d'une once d'écorce de racine de Grenadier dans une livre d'eau réduite à deux onces, à prendre par tiers, de quart d'heure en quart d'heure ; après les trois prises qui ne causèrent ni vomissement, ni même de nausées, l'enfant dormit deux heures, et rendit en se réveillant, en une seule fois, un Tænia vivant d'un seul morceau de deux aunes environ avec la tête : on donna de l'huile de ricin deux jours après, qui ne fit point rendre de fragmens de ce ver. (*Obser- vation de M. Rontet.*) (1)

OBSERVATION CXLVIII. — Une demoiselle , de quarante-deux ans, demeurant près d'Anvers, rendait depuis douze des fragmens de Tænia ; elle éprouvait souvent des douleurs très-aiguës dans la direction du colon transverse , qui commençaient par un fourmillement incommode ; l'appétit était très-vorace , la maigreur prononcée ; plusieurs traitemens n'avaient réussi qu'à amener des portions de Tænia, dont un long de trois à quatre aunes. En 1827 elle consulta M. Rontet, qui ne lui trouva pour tout symptôme vermineux que les pupilles dilatées : elle prit d'abord deux onces d'huile de ricin , puis la décoction de deux onces de racine de Grenadier, le lendemain, en trois doses

(1) Nous donnons les sept observations suivantes de M. Rontet, publiées par ce médecin dans les *Archives géné- rales de médecine,* pour 1829 , sous le titre d'*Observations sur l'efficacité de la racine de Grenadier contre le Tænia* , parce que deux offrent l'exemple de la sortie de Bothriocéphale avec autant de facilité par la racine de Grenadier que pour le Tænia, malgré l'assertion contraire qu'on avait avancée. Nous devons prévenir néanmoins que dans aucune d'elles le traitement n'a été fait avec la simplicité et la méthode que nous y met- tons à Paris, et ne peuvent être citées en exemple sous ce rapport.

qui furent vomies, et qui ne produisirent aucune évacuation. Le jour d'après, la malade reprit une décoction de deux autres onces de demi-heure en demi-heure, le soir ; dans la nuit il survint des garde-robes multipliées dans lesquelles se trouvèrent deux Bothriocéphales noués ensemble, et ayant cinq lignes dans leur plus grande largeur : l'un avait sa tête ; celle de l'autre fut reconnue dans les matières alvines attachées à plusieurs anneaux ; il administra encore deux onces de la même manière, qui ne firent rendre aucune autre portion de ver. Depuis, la malade a retrouvé son embonpoint et sa santé. (*Observation de M. Rontet.*)

OBSERVATION CXLIX. — Un tailleur, âgé de trente-un ans, avait des symptômes de Tænia depuis quatorze, et fut traité sans succès à Paris vers 1813, qu'il quitta cette ville ; revenu à Anvers, on lui fit sans plus de réussite le traitement suivant la formule de Buchanan *modifiée* (par M. Rontet, c'est-à-dire, avec l'huile de ricin, avant et après, et la dose de Grenadier réduite à deux onces), qui fit sortir quelques fragmens de ver. En 1828, M. Rontet lui prescrivit trois onces d'huile de ricin qui procurèrent des évacuations nombreuses sans cucurbitains, et le lendemain la décoction de deux onces d'écorce de racine de Grenadier dans deux livres d'eau, réduite à une livre en trois doses, qui lui fit rendre un Tænia de trois mètres au moins de long, noué et pelotonné avec la tête ; le 8 et le

9 on administra chaque jour la même dose de Grenadier, mais elles n'évacuèrent pas de Tænia. (*Observation de M. Rontet.*) (1)

OBSERVATION CL. — Une femme, de trente-trois ans, obèse, lymphatique, était prise de fièvre intermittente depuis six mois, qui avait résisté à tous les fébrifuges, lorsqu'elle rendit, sans aucun phénomène qui pût le faire soupçonner, un fragment de Tænia qu'on reconnut pour appartenir à un Bothriocéphale; l'huile de ricin et l'écorce de racine de Grenadier furent administrées comme dans les cas précédens; une bonne portion de la décoction de ce dernier fut rejetée; il y eut des selles sans fragmens de vers. Le 17 on redonna le Grenadier sans plus de succès, ainsi que le 18, où on en administra trois onces. Ne voyant pas sortir cet entozoaire, on conseilla l'huile de Chabert pendant quinze jours, et rien ne fut trouvé dans les selles pendant un mois qu'on les examina; mais, à partir de la troisième prise du remède, la fièvre cessa, ainsi que les douleurs abdominales de l'hypogastre; la malade jouit depuis d'une parfaite santé. (*Observation de M. Rontet.*) (2)

(1) On ne peut que blâmer une pareille manière de donner le Grenadier. On voit que les deux premières onces ont suffi pour expulser le Tænia, et que les quatre autres qu'on donna ensuite, comme contre-épreuve, ne firent rien rendre et pouvaient nuire beaucoup en irritant le canal intestinal.

(2) Si la malade n'avait pas rendu des fragmens de ver, on

Observation CLI. — Une dame d'Anvers, âgée de quarante-deux ans, était depuis long-temps affectée de douleurs dans la poitrine, et surtout dans la région lombaire, de toux avec crachats muqueux; elle était pâle, les yeux enfoncés, avait de la maigreur et de la diarrhée; la malade avait rendu depuis quelques jours des fragmens de Tænia. M. Rontet lui administra de l'huile de ricin qui ne fit point jeter de cucurbitains, et le lendemain le Grenadier qui procura dix à douze selles sans ver; on donna la décoction de deux autres onces, qui firent rendre des fragmens du ver, et trois onces le surlendemain, avec quarante gouttes d'éther, dont suivit enfin l'évacuation d'un Tænia vivant, long de quatre mètres, avec la tête, expulsion qui fut précédée de douleurs abdominales. On prescrivit des antispasmodiques et des mucilagineux pour calmer les douleurs produites par un traitement si énergique. Cette dame recouvra peu à peu la santé. (*Observation de M. Rontet.*)

Observation CLXII.—Une femme de cinquante-

aurait pu croire qu'elle n'avait pas le Tænia; il paraît qu'il a été tué et qu'il sera sorti en mucosités, puisque plus d'un an après elle ne sentait plus aucune des incommodités qui annoncent sa présence, et que le sujet reprit une santé parfaite. Nous avons dit ailleurs (page 28) que cela avait lieu lorsqu'on se servait de l'huile vermifuge de Chabert. Quel traitement que celui suivi dans cette observation !

cinq ans avait le Tænia depuis dix; trois jours de traitement, par la méthode de Buchanan, modifiée, c'est-à-dire par l'usage de l'huile de ricin, suivi de celui du Grenadier à la dose de deux onces, ont suffi pour la guérir parfaitement. Depuis un an elle jouit d'une excellente santé. (*Observation de M. Rontet.*)

OBSERVATION CLIII. — Un pâtissier, âgé de trente-deux ans, avait joui jusqu'en 1828 de la meilleure santé, lorsqu'il fut atteint d'une fièvre intermittente, qui résista à tous les traitemens faits pendant trois mois pour la guérir. Ce malade était triste, morose, avait la face blafarde, de la douleur à l'épigastre, de la diarrhée, de la toux avec expectoration de crachats muqueux. Soupçonnant, d'après ce qu'il avait vu dans l'exemple précédent, que ces symptômes, joints à une fièvre si rebelle, pouvaient indiquer la présence du Tænia, il lui fit prendre de l'huile de ricin, qui fit rejeter effectivement quelques fragmens de ce ver; il lui donna alors le Grenadier, qui expulsa une masse énorme de ce ver avec la tête, pelotonné, et ayant plusieurs nœuds. Le malade fut alors parfaitement guéri de la fièvre, et se remit complètement. (*Observation de M. Rontet.*)

OBSERVATIONS CLIV-CLVII.—M. Goupil, docteur en médecine à Nemours, nous a communiqué l'observation d'une dame qui avait toutes les apparences de la phthisie; elle avait éprouvé plusieurs hémoptysies, ressentait une toux sèche, parfois avec expectoration puriforme, fétide; il y avait amaigrissement, gêne de la respiration, etc. Ayant consulté deux médecins de Paris, ceux-ci la crurent phthisique et lui conseillèrent la campagne, etc. Ce fut alors que, M. Goupil ayant appris qu'elle rendait des anneaux de Tænia, il lui vint en idée, malgré l'état désespéré où elle était, de lui administrer l'écorce de Grenadier, qu'il lui donna en poudre, puis en décoction, en plusieurs fois. La malade rendit effectivement son Tænia, et dès lors tous les symptômes de la prétendue phthisie pulmonaire s'évanouirent. La malade reprit des couleurs, de la santé, et se porte très-bien aujourd'hui. Le même médecin a vu une femme épileptique depuis cinq ans, dont la maladie cessa à l'aide du Grenadier qui lui fit rendre un Tænia. Une autre fille, de trente ans, hystérique depuis quatre et demi, avait des accès qui cessèrent par la sortie d'un Tænia, au moyen du même médicament, accès qui avaient résisté à tous les autres traitemens. Enfin il a observé le Tænia compliquant une phthisie véritable à laquelle le malade succomba.

OBSERVATIONS CLVIII-CLIX.—M. le docteur Bourgeois, médecin à Saint-Denis (qu'il ne faut pas confondre avec le docteur Bourgeoise), a fait rendre *deux Tænia* chez le même individu, en une seule fois, à l'aide de la racine de Grenadier (*fait communiqué l'Académie royale de Médecine*). Le même a fait prendre la décoction de dix gros de cette racine à une jeune fille de quinze ans, qui a rejeté quelques jours après, et spontanément, le reste de son ver, dont le commencement était sorti le jour où il lui administra ce remède. Ces deux cas sont fort curieux.

OBSERVATION CLX. — M. le docteur Renaudin a traité avec succès un cas de Tænia par le moyen de la décoction de racine de Grenadier. (*Revue médicale*, III, 151).

OBSERVATION CLXI. — Le docteur Honoré a rapporté à l'Académie royale de Médecine avoir guéri du Tænia un sujet à l'aide de la racine de Grenadier.

OBSERVATION CLXII. — Une dame enceinte de cinq à six mois, attaquée depuis plusieurs années d'un Tænia dont on n'avait pu la débarrasser par divers moyens mis en usage, éprouvait les accidens spasmodiques les plus graves, par suite de la présence de ce ver dans le canal intestinal. M. le docteur Sévestre lui prescrivit l'usage d'une once de racine de Grenadier bouillie dans deux pintes d'eau, réduites à une et prise par verre dans la matinée. Le premier verre fut ingéré à huit heures du matin, le second fut vomi; mais la malade, prévenue par son médecin, persista, et prit les autres. A deux heures de l'après-midi elle rendit un Tænia d'une longueur considérable, présentant vers le milieu de son étendue des nœuds inextricables. Tous les accidens nerveux cessèrent, et l'état de grossesse n'en souffrit nullement. (*Observation de M. Sévestre*, Journ. de Chimie méd., III , 77.)

OBSERVATION CLXIII.—M. le docteur Delaporte, médecin à Vimoutiers, a guéri un malade , âgé de trente-sept ans, qui souffrait depuis huit par la présence du Tænia, au moyen de la racine de Grenadier. Ce sujet, qui avait maigri de plus de vingt livres jusqu'au moment de sa délivrance, assure avoir rendu plus de trois mille cucurbitains. (*Journal général de Médecine*, etc., t. CVIII, p. 154-1829.)

OBSERVATION CLXIV. — M. le docteur Hollard a expulsé un Tænia avec la décoction d'une once et demie de racine de Grenadier.

OBSERVATION CLXV.—M. le docteur Salmade a donné, d'après notre conseil, la décoction d'une once d'écorce de racine de Grenadier à un enfant de sept ans, qui lui a fait rendre un Tænia de six aunes.

OBSERVATION CLXVI. — Feu notre ami le docteur Geoffroy nous a rapporté avoir réussi plusieurs fois à expulser le Tænia par la décoction de l'écorce de racine de Grenadier.

OBSERVATION CLXVII.—M. D..., docteur en médecine, d'un tempérament sanguin, âgé d'environ quarante ans, éprouvait depuis plusieurs mois une oppression considérable avant et après les repas, des rêves pénibles et une tendance à l'hippochondrie ; quelquefois son appétit était subitement plus fort qu'à l'ordinaire, mais cette sensation durait peu, même sans être satisfaite ; il rêvait parfois qu'il avait faim et qu'on l'empêchait de manger. Ses digestions étaient bonnes, et ses garde-robes régulières ; seulement elles étaient un peu grisâtres. Une nuit il fut pris de coliques, et à son grand étonnement il rendit une portion de Tænia de près d'une aune, avec des articulations isolées. Pendant trois jours, après cette évacuation, il chercha à reconnaître s'il n'observerait pas sur lui quelques symptômes caractéristiques de ce ver ; mais, malgré qu'il analysât tout ce qu'il éprouvait, il ne trouva rien de particulier, si ce n'est la présence des cucurbitains dans les selles. Il prit alors la décoction de trois onces d'écorce sèche de Grenadier, dans trois livres d'eau, réduites à moitié, dont il vomit le premier verre, et conserva les deux autres, qu'il assure être d'une amertume désagréable et styptique, ce qui l'obligea de se rincer la bouche à chaque fois avec un peu d'eau sucrée et d'eau-de-vie. Il rendit un Tænia entier, noué, pelotonné, long de trois aunes à la troisième selle, ayant éprouvé un sentiment d'irritation et de chaleur à l'anus aux deux premières, ce qui n'eut pas de suite. Depuis, le malade s'est toujours bien porté. (*Bull. des sciences méd.* de Férussac, XIX, 117.) On s'aperçoit que cette dose du Grenadier était trop forte à la sensation de chaleur que le malade éprouva à l'anus, etc. Fort heureusement pour notre confrère, qu'il vomit le premier verre. Trois onces d'écorce sèche représentent à peu près cinq onces de fraîche. On ne se rend pas compte de l'amertume dont il est parlé dans cette observation, car ordinairement cette décoction n'en offre pas de sensible. Le malade avait cru devoir prendre la veille de son traitement de l'huile de ricin. (*Observation de M. de Fermon.*)

OBSERVATIONS CLXVIII-CLXXV. — Le docteur A. Boiti, premier chirurgien du grand-duc de Toscane, a publié huit cas heureux d'expulsion du Tænia, par la décoction de la racine du Grenadier sauvage, recueillie et séchée à l'ombre au printemps ; il en donne dix gros, qu'il fait macérer pendant vingt-quatre heures dans vingt onces d'eau froide, qu'il fait réduire à moitié par l'ébullition, et qu'il donne en trois fois dans l'espace d'une heure. (*Bull. des Sc. médicales* de Férussac. XIX, p. 121.)

OBSERVATIONS CLXXVI-CLXXVIII.—Le docteur Marchési, de Barletta, dans le royaume de Naples, a guéri trois cas de Tænia par l'administration de la racine de Grenadier. (*Giorn. nap. med.*, t. II, fasc. 2.)

OBSERVATION CLXXIX.—Le docteur Calabro, de Reggio, dans la Calabre ultérieure, a publié une apologie de l'écorce du Grenadier contre le Tænia, avec des exemples de guérison. (*Idem.*)

OBSERVATION CLXXX.—Le docteur Rayer a fait rendre un Tænia de plus de trente aunes de long, à une femme de province, venue à Paris pour s'en faire traiter ; bien que la malade n'ait pas vomi, elle n'a rejeté son ver qu'à la seconde répétition du remède. (*Journ. de Chimie médicale*, t. I, p. 378.) Probablement quelques circonstances non mentionnées auront empêché le Grenadier de r éussir à sa première administration.

OBSERVATION CLXXXI.—Le docteur Kergaradec nous a rapporté avoir chassé un Tænia à l'aide de l'écorce de racine de Grenadier.

OBSERVATION CLXXXII.—Le docteur Girardin a fait évacuer le ver solitaire au moyen de l'écorce de Grenadier chez plusieurs malades. (*Académie royale de Médecine.*)

OBSERVATION CLXXXIII.—Le docteur Petit a également procuré avec facilité la sortie du Tænia au moyen de la décoction d'écorc e de racine de Grenadier.

OBSERVATIONS CLXXXIII-CLXXXVII.—Le docteur Koreff, médecin prussien, exerçant à Paris, a employé quatre fois le Grenadier contre le Tænia, avec un plein succès, d'après le témoignage du docteur Harveng.

OBSERVATION CLXXXVIII.—Le docteur Kapeler, ancien médecin de l'hôpital Saint-Antoine, assure avoir obtenu chez plusieurs malades la sortie du Tænia, qu'il avait inutilement cherché à expulser par d'autres méthodes, avant la découverte de ce nouveau moyen thérapeutique. Parmi les sujets inutilement fatigués par d'autres traitemens et que le Grenadier a guéris, aucun n'a eu d'accidens; toujours il donnait ce remède immédiatement après la sortie des cucurbitains. (*Passage du mémoire de M. Harveng, envoyé par lui à l'Académie royale de Médecine*, cité plus haut.)

OBSERVATION CLXXXIX.—M. le docteur Guéneau de Mussy a fait évacuer à l'Hôtel-Dieu, un ver solitaire à un des malades de cet hôpital, en juin 1831, à l'aide du Grenadier.

OBSERVATION CXC. —Un homme dans la force de l'âge, né à Genève, entra à l'Hôtel-Dieu dans le service de M. le docteur Gendrin, avec différens symptômes abdominaux obscurs ; après quelques jours de séjour, il rendit un fragment de Tænia ; il lui prescrivit alors la décoction de deux onces de racine de Grenadier dans deux livres d'eau, réduites à une livre. Ce médicament qui fut préparé avec l'écorce *sèche*, ne produisit que des coliques et deux à trois selles, sans expulser aucun morceau du ver : le lendemain on l'administra de nouveau sans plus de succès. Après trois jours de repos, on donna une once et demie d'écorce de racine *fraîche* dans une livre et demie d'eau, jusqu'à réduction de moitié, qui expulsa dans la nuit suivante, un Tænia vivant, avec la tête : on continua l'usage de l'écorce fraîche pendant trois jours, mais elle ne fit plus rien rendre

(*Transactions médicales, ou journal de médecine pratique* etc. VI, 22.) Cette observation est très-curieuse, en ce qu'elle montre la différence d'action de l'écorce fraîche comparée à celle de l'écorce sèche; on y voit: 1° la supériorité de la première; 2° l'inutilité de donner plus d'une dose d'écorce fraîche, lorsqu'elle a agi; 3° l'innocuité, dans ce cas, du Grenadier, puisque ce sujet a pris six onces de racine sèche, et 4 onces et demie de fraîche en huit jours, sans accident. Du reste, nous ne saurions approuver cette surabondance d'administration du Grenadier qui pouvait donner lieu à des accidens.

Observation CXCI. — L'année dernière (1830), un de nos confrères de l'Académie royale de Médecine, d'une constitution grêle, d'un tempérament bilioso-nerveux, nous confia qu'il rendait des anneaux de Tænia; mais qu'il n'osait, pas à cause d'une gastro-entérite chronique dont il était atteint, faire usage de l'écorce de Grenadier. Après avoir examiné avec beaucoup de soin son état, nous crûmes nous apercevoir que les symptômes qu'il attribuait à cette phlegmasie abdominale étaient dûs à la présence du Tænia, et nous l'encourageâmes à faire le traitement radical de son ver; il y consentit avec quelque hésitation : mais enfin s'étant décidé, il prit la décoction de racine de Grenadier. Ce jour-là le ver se présenta à l'anus; ayant voulu le tirer, il se cassa et rentra; il fallut recommencer quatre jours après, et cette fois, il sortit complètement. Depuis ce temps, ce collègue n'a plus éprouvé aucune atteinte de la présence du Tænia ni de sa prétendue gastro-entérite.

Observation CXCII. — Un jeune homme, employé à la Bibliothèque de l'Institut, nous fut indiqué il y a trois mois par notre collègue M. le docteur Serres, membre de l'Académie des Sciences, comme ayant le Tænia. Depuis un an, il éprouvait une douleur constante dans le ventre, et des picotemens vifs vers la région précordiale; il ressentait du malaise, de la faiblesse; des douleurs vagues dans les épaules, les membres; son appétit était en général vif, et renaissait parfois subitement après les repas. D'autres fois il avait du dégoût et serait resté la journée sans manger; il avait des alternatives de dévoiement et de selles naturelles, et rendait souvent des cucurbitains dans le premier cas. Ce jeune homme était obligé de se pencher le corps en avant pour moins souffrir, même assis. Enchanté de trouver l'occasion de rendre la section de médecine de l'académie des Sciences juge de l'efficacité du Grenadier, au moyen d'un fait qui se passait pour ainsi dire sous ses yeux, nous lui formulâmes la manière de faire usage de sa racine, en recommandant au malade de ne prendre le remède que le lendemain d'un jour où il aurait rendu des anneaux du ver; ce qu'il fit. Il rejeta au bout de quelques heures un Tænia d'environ quatre aunes en un seul bloc, avec la tête ; et depuis il se porte parfaitement, ainsi que les membres de cette illustre compagnie peuvent s'en assurer.

§ II. *Conséquences des observations précédentes*

Le grand nombre d'observations que nous venons de rapporter, et qui se composent à peu près de toutes celles publiées depuis le renouvellement de l'emploi du Grenadier et d'une certaine quantité d'inédites, nous offre plus d'une espèce d'intérêt. Le principal est de nous faire passer en revue les symptômes qui annoncent et accompagnent l'existence du Tænia et leur nature suivant le sexe, l'âge, le tempérament, etc. , des individus, tels que nous les avons résumés au paragraphe deux du chapitre Ier. Elles nous montrent aussi la marche de cette affection et sa durée, jusqu'à l'époque où on y met fin par l'expulsion de l'animal. Elles nous indiquent enfin les phénomènes de corrélation qui existent entre l'intestin et les centres nerveux, produits par la présence et les fonctions qu'exerce ce ver dans le tube digestif ; c'est à cette double circonstance que sont dus les vertiges, la céphalalgie, l'embarras cérébral, les convulsions, etc., ainsi que les accidens qu'on croirait causés par la compression du cerveau, tels que la pesanteur des membres, l'affaiblissement musculaire, la cécité, la surdité, l'amnésie, etc., phénomènes qui cessent avec l'expulsion du Tænia. Ces symptômes peuvent éclairer l'étiologie de ceux qui leur sont identiques, mais dus à d'autres états morbifiques du canal intestinal, etc., et sont une nouvelle preuve de la grande sympathie qui existe entre les nerfs et le système digestif.

Ces observations donnent lieu de faire en outre les remarques suivantes :

1°. Que le Tænia est parfois héréditaire (*Observation* CXLII).

2°. Qu'il y a un peu moins de femmes que d'hommes qui en sont attaqués.

3° Que tous les âges peuvent en être atteints, puisqu'on en rencontre chez des sujets d'un an et chez d'autres presque octogénaires (*Observations* IV et XXII).

4°. Que l'époque de la vie où il est le plus fréquent est entre vingt et trente ans.

5°. Que, parmi les professions, aucune ne semble prédisposer au Tænia, quoique M. le docteur Deslandes ait pensé que celles où on vendait de la viande y fussent plus sujettes.

_ 6°. Que tous les malades évacuent par l'anus des cucurbitains, seul signe pathognomonique qui annonce la présence de cet entozoaire; chez un seul malade ils furent rendus par la bouche (*Observation* CXLII).

7° Que (dans nos observations), la longueur du Tænia a varié d'un pied et demi (*Observa-*

tion CXIX) à trente aunes (*Observation* CLXXX), taille qui n'est pas proportionnée à celle des malades, puisqu'on voit des enfans en rendre de plus grande dimension que ceux rejetés par des adultes (*Observations* XVI et CXIX).

8°. Qu'il y a presque autant de cas où le ver est rendu vivant que de ceux où il est rejeté mort, lorsqu'on se sert du Grenadier pour l'expulser.

9°. Que le Tænia, dans le très-grand nombre des cas, est unique.

10°. Qu'il peut exister non-seulement avec le Bothriocéphale, mais avec des strongles et des ascarides (*Observations* XVI, XIX, CXXI, CXXXII).

11°. Que la sortie du Tænia a lieu le plus ordinairement immédiatement, et en entier, par l'effet du traitement par le Grenadier.

12°. Que quelquefois on le rend en mucosités. (*Observation* CL).

13°. Que depuis, l'apparition des symptômes qui font présumer la présence du Tænia jusqu'à la sortie des cucurbitains, il peut s'écouler trente ans et plus (*Observation* XXII).

14°. Qu'on peut rendre des cucurbitains pendant plus de douze années.

15°. Que les symptômes que produit le Tænia peuvent persister quelques jours après sa sortie (*Observations* XX, XXVI, CVIII, CXX).

16°. Qu'ils cessent en général après qu'il est évacué.

17°. Qu'au lieu de faim vive il n'y a parfois qu'un appétit ordinaire, d'autres fois même du dégoût (*Observations* XIX, CXLII).

18°. Que les selles peuvent être régulières comme dans l'état de santé (*Observation* XXVI).

19°. Qu'on peut être gras et vermeil, quoique portant un Tænia (*Observations* XVIII, CXLII).

20°. Que l'état de grossesse n'empêche pas la présence du Tænia, ni sa curation (*Observations* CVIII, CLXII).

21°. Que le Tænia est parfois enveloppé d'un nid vermineux qui sort avec lui (*Observation* CVIII.)

22°. Qu'il n'y a pas d'exemple constaté d'individu mort par le fait seul du Tænia.

23°. Que le Bothriocéphale est rare en général, puisque, dans les cent quatre-vingt-douze observations citées ici, on n'en mentionne que cinq (*Observations* X, XI, CXLIII et CL). Les deux premiers ont été observés à Calcutta, et les trois autres à Anvers ; ce qui semble prouver que la température influe peu sur la production de ce ver.

24°. Qu'il n'est pas certain que ce ver existe à Paris.

25°. Qu'il peut se rencontrer avec le Tænia (*Observation* X).

Les observations rapportées nous montrent que plusieurs maladies peuvent être dues à la présence du Tænia, ce qui est un point des plus intéressans de l'histoire de ce ver.

1° On a vu des fièvres intermittentes reconnaître le Tænia pour cause, puisqu'elles ont cessé aussitôt qu'il a été évacué (*Observations* CVIII, CXLII, CL et CLIII).

2°. L'hystérie est dans le même cas (*Observation* CLIV).

3°. Il faut en dire autant de l'épilepsie (*Observations* LXXXII, CLIV).

4°. Des névroses nombreuses n'ont dû leur production qu'à l'existence de ce ver ; telles que la dyspnée (*Observations* XVI, XXIV , CXIX) , des convulsions (*Observation* XXXII), etc.

5°. Dans l'observation CLIV, on voit qu'une phthisie apparente cessa par l'évacuation d'un Tænia.

6°. La perte de mémoire ou amnésie a été produite par ce cestoïde et a disparu avec lui (*Observation* XVIII).

7°. L'hématurie a été causée par le Tænia chez un soldat anglais cité par M. Gaube (*Observation* LXXXIII).

8°. Des phlegmasies chroniques du tube intestinal paraissent produites quelquefois par la présence de ce ver, puisqu'elles disparaissent lors de son expulsion (*Observation* CXCI). On conçoit en effet qu'un corps étranger de ce volume puisse irriter l'intestin ; et si ce n'était cette loi

de l'économie, que l'habitude des contacts dimi-
nue leurs inconvéniens, on ne voit pas pourquoi
le Tænia ne produirait pas les plus graves désordres de ce genre, tandis que ceux qu'il fait éprouver ne paraissent dus qu'aux fonctions du ver, tels
que sa succion, ses mouvemens, etc., et non à sa
présence.

Le Tænia a aussi causé des maladies qui n'ont pas
cessé avec lui; telle est l'hypertrophie du cœur,
observée par MM. Marinus et Tallois (*Observation* CXXXII); des obstructions du mésentère,
du foie, etc., signalées dans plusieurs ouvrages, etc.: mais cet ordre de lésions a été peu
étudié et mériterait de l'être. Une troisième série
sont les maladies concomitantes, c'est-à-dire qui
marchent concurremment pendant l'existence du
ver, mais qui en sont indépendantes, telles que les
phlegmasies aiguës, la phthisie pulmonaire, etc.
Une quatrième enfin sont les maladies qu'on pourrait appeler intercurrentes, c'est-à-dire qui sus-
pendent la sortie des cucurbitains (*Observation* CXLII).

On a pu voir, dans les observations que nous
venons de rapporter, que le traitement a beaucoup varié. 1° La dose de l'écorce de la racine a été
depuis une demi-once jusqu'à quatre, mais le plus
souvent de deux, et avec raison, parce qu'elle paraît suffire dans le plus grand nombre de cas. 2° On
a fait la décoction tantôt dans une chopine d'eau,

tantôt dans une ou deux pintes, etc.; le mieux est d'en mettre une livre et demie qu'on réduit à une livre par l'ébullition. 3° On l'a fait prendre en une seule fois, en deux, en trois, par fractions d'une once, etc. Il faut la donner en trois doses, à une heure de distance. 4°Des médecins, en assez grand nombre, ont cru devoir prescrire l'huile de ricin concurremment avec le Grenadier. Le plus fréquemment ils l'ont donnée la veille du traitement; quelques-uns le jour même, après la décoction, et quelques autres le lendemain; elle nous paraît inutile à toutes les époques. Avant, elle ne fait presque jamais rendre de cucurbitains; pendant, elle ne ferait qu'ajouter à la force du remède qui n'est déjà que trop actif; et après, elle est sans motif si le ver est sorti, et ne l'expulserait pas si le Grenadier a échoué. En général, la guérison est d'autant plus assurée, plus prompte, que le traitement a été plus simple, plus rapproché de celui que nous avons indiqué, et qu'on a eu égard aux précautions à prendre avant de l'administrer.

Toutes les observations rapportées montrent l'efficacité certaine et constante du Grenadier, et doivent donc mettre ses propriétés désormais à l'abri du moindre doute (1).

(1) Quelques personnes ont proposé de faire une sorte de contre-épreuve de ce moyen de guérison, en donnant, quelques mois après la délivrance du Tænia, une nouvelle dose de

Nous ne devons cependant pas taire que quelques médecins n'ont pas toujours réussi à évacuer le Tænia à l'aide du nouveau moyen proposé. Cela a eu lieu surtout dans les premiers temps de son emploi ; l'expérience manquait alors ; on ne connaissait pas encore-bien les précautions à observer pour que son administration fût assurée, positive ; il a fallu quelque temps pour arriver à l'état de certitude presque mathématique où ce traitement est aujourd'hui. Les docteurs Bally, Rullier, Férus, Barbier, Olivier, etc., ont plusieurs fois vu chez nous, à cette époque, ce médicament échouer entre leurs mains : et parmi les étrangers nous signalerons MM. Keibel, de Studgard ; Wolff, de Bonn, qui, sur dix cas, n'a réussi que trois fois à faire rendre le Tænia. Plusieurs médecins de Stettin ont fait les mêmes plaintes, etc. On remarquera d'abord que ces derniers insuccès sont arrivés dans des pays placés au nord de l'Europe, lieux où le Grenadier frais

---

Grenadier pour s'assurer s'il sortirait encore des portions de ce ver. Cette expérience nous semble parfaitement inutile, ainsi que le montrent les observations citées (III, CXVI, CXLIX). L'absence de tous les symptômes annonçant sa présence, et le retour à la santé démontrent mieux la guérison parfaite qu'une preuve *négative*. D'ailleurs on sait que le Grenadier est le plus souvent impuissant si on ne rend pas *actuellement* des fragmens de Tænia : ainsi l'essai ne prouverait réellement rien.

est bien plus difficile à se procurer qu'au midi,
et où l'on est souvent forcé de le remplacer par l'é-
corce sèche. Chez nous la cause la plus fréquente
de non réussite vint aussi de l'emploi de l'écorce
sèche ou trop vieille, ou sophistiquée, ce qui a eu
lieu en effet dans la plupart des mécomptes éprou-
vés par les confrères que nous venons de citer.
Dans quelques circonstances c'est pour ne pas
avoir attendu la sortie des cucurbitains, et dans
quelques autres, pour avoir donné des doses trop
faibles ou trop fortes du spécifique, ou parce que
la décoction a été vomie, etc. Nous pouvons affirmer que nous sommes encore à trouver un seul
cas où, toutes les précautions nécessaires ayant
été observées, le Grenadier a manqué son effet
tænicide. Les fauteurs des méthodes secrètes
n'eussent pas manqué de signaler les insuccès de
ce moyen, s'il en eût eu de réel, et leur silence
en montre bien évidemment la valeur (1).

(1) M. le docteur Bally a dit avoir vu mourir une femme
après l'usage de la racine de Grenadier. Cette assertion nous in-
téressait trop pour que nous ne remontassions pas à sa source.
Voici ce que nous avons appris de la bouche même du médecin qui a donné les premiers soins à la malade. M. le docteur Deville conseilla à une femme du bureau de bienfaisance
du IXme arrondissement de la ville de Paris, qui se plaignait
de grandes douleurs dans le ventre, avec des pincemens, etc.,
et qui expulsait des cucurbitains, de prendre une once de
racine de Grenadier en décoction, trois jours de suite. Les

§ III. *Avantages et supériorité du traitement actuel du Tænia sur tous ceux mis avant lui en usage.*

Nous venons de prouver, par le grand nombre d'observations rapportées, le succès non équivoque de l'écorce de Grenadier contre le Tænia, pour lequel elle paraît être un véritable poison ; toutes militent en sa faveur ; si nous en eussions trouvées de contraire, nous les eussions fait connaître de même : toutes sont de notoriété publique, ayant été imprimées par des médecins connus, famés et existans. Les anciennes méthodes étaient fort loin

sœurs de charité donnèrent de l'écorce sèche ; malgré cela, cette malade rendit des portions de Tænia qui la soulagèrent. Vingt-cinq jours après, elle revint se plaignant de symptômcs semblables aux précédens, ce qui fit réitérer l'administration du Grenadier comme précédemment. La malade non-seulement prit les trois onces, mais encore, de son chef, tout ce que les sœurs possédaient de cette écorce, ce qui montait à dix onces, à ce qu'on croit ; de sorte qu'elle ingéra au moins une livre de racine de Grenadier en décoction et par doses d'une once, en assez peu de temps. Il en résulta une phlegmasie intestinale suivie d'ascite qui la fit périr après trois ponctions, etc., à l'Hôtel-Dieu, où M. Bally la vit dans ce dernier état. Il est évident que cette femme, qui avait peut-être quelque autre affection concomitante, s'il en est ainsi, a dû sa perte au mauvais usage du médicament ; encore si l'écorce eût été fraîche, et qu'elle l'eût prise en deux ou trois doses, peut-être n'en eût-elle pas été victime. Un pareil cas ne saurait nuire à la bonne administration de cette écorce.

d'offrir une pareille confiance : la plupart ne produisaient aucun effet; quelques-unes faisaient à peine sortir des portions de Tænia, et rarement le guérissaient-elles sans retour. Près d'un tiers des malades traités par le Grenadier, dont nous avons rapporté les observations, l'avaient été infructueusement par celles de Nouffer, de Bourdier, etc. Nous sommes à voir une rechute après un traitement méthodique fait par le Grenadier, et tous les confrères que nous avons consultés sont unanimes avec nous sur ce point si essentiel de la cure du Tænia.

Aucun mode thérapeutique n'est plus exempt d'inconvénient et plus facile à administrer que celui par le Grenadier, qui a la double propriété de tuer souvent et d'évacuer toujours le Tænia; la décoction qu'on en fait est trouble, rougeâtre, peu agréable sans doute, mais elle est prise facilement même par les enfans; elle ne produit, dans le plus grand nombre des cas, que quelques nausées, quelques coliques, et son effet est très-prompt et ne dépasse pas la journée. On a vu des malades rendre leur ver entier une demi-heure ou une heure après avoir ingéré la première dose de ce médicament (*Observation* V); rarement le Tænia tarde-t-il plus de quatre ou six heures a être expulsé. Le choix, la préparation du remède sont faciles; point d'équivoque possible à cet égard. Tous ces avantages sont immenses et ne se retrouvent pas dans la plupart des anciennes formules; beaucoup étaient difficiles à exécuter, dégoûtantes à prendre, causaient de grands troubles pendant leur action et de grands désordres après. On a quelquefois donné des doses exagérées de Grenadier, comme six onces et même huit onces, sans qu'on ait vu de dérangemens graves ou persistans en être la suite, si elles ont été prises en un ou deux jours. Les émolliens, les antispasmodiques ont toujours suffi pour ramener les sujets à l'état normal, lorsqu'ils en ont éprouvé quelques dommages. Dans le plus grand nombre des cas, ils n'y pensent plus dès le lendemain de leur traitement, et on en a vu plusieurs ne pas discontinuer leurs occupations habituelles (*Observations* XXVIII, XXXII). Jamais on n'a observé de phlegmasies intestinales être la suite de ce traitement. Les remèdes dont on usait autrefois, tels que ceux faits avec l'huile empyreumatique, l'essence de térébenthine, les drastiques, etc., causaient, au contraire, fréquemment ce genre de lésion pathologique, etc.

La sûreté du traitement radical du Tænia exige, ainsi que nous l'avons dit plusieurs fois, que le malade rende des cucurbitains; et on ne doit le permettre que dans ce cas, où il est effectivement d'un succès certain si le médicament employé est bon. Mais le Grenadier pourrait être, dans des cas obscurs, tenté comme *essai*, pour s'assurer si par son moyen on ferait sortir des cucurbitains ; en ne le donnant qu'à moitié ou au tiers de dose, ce que l'on pourrait répéter plusieurs fois, à l'instar de ce que faisait Gomez, on remplirait ce but, sans aucune espèce d'inconvénient. La sortie d'un seul anneau de ce ver tirerait la malade et le médecin d'une grande perplexité, puisque dès lors la lésion serait connue et la guérison assurée ; ce qui rendrait le premier à une vie nouvelle. Il faut avoir été comme nous témoins des angoisses, des tourmens des personnes qui pensent avoir le Tænia, pour apprécier le service qu'on leur rendrait en faisant déclarer leur maladie. Nous croyons donc que dans des cas obscurs de maladie chroniques, rebelles, on pourrait chercher, à l'aide de la racine de Grenadier, à doses fractionnées, à s'assurer si elles ne seraient pas dues à la présence du Tænia ; mais il ne faudrait se permettre cette tentative qu'après avoir épuisé les moyens habituels, et avec la supposition même que quelques-uns des symptômes existans donneraient lieu de croire à la présence de ce ver.

La plupart des vieilles méthodes de traiter le Tænia ont été ou sont encore des mystères ; il est remarquable que c'est dans ce genre de maladie que la cupidité et le charlatanisme se sont surtout exercés ; ce qui tient sans doute à la nature ambiguë et grave des phénomènes qui annoncent la présence de ce ver, espèce d'hydre sans cesse renaissante, mais surtout à la difficulté d'en obtenir la curation : aussi les gouvernemens, trompés par les promesses mensongères des soi-disant possesseurs de remèdes infaillibles contre le Ténia, désireux de procurer aux citoyens les moyens de les délivrer de cet hôte incommode, ont-ils fréquemment acheté, et à grands frais, leur prétendue panacée, qui perdait sa réputation et ses propriétés, aussitôt que le mystère ne présidait plus à son emploi. C'est ainsi qu'on a acquis en Angleterre le remède d'Alston, en Prusse celui de Mathieu, de Schmidt (1), en France celui de madame Nouffer, etc. Chez nous, il y a quelques années, on n'était pas éloigné d'acheter celui du sieur Darbon, si les médecins n'eussent éclairé l'autorité à ce sujet, en lui faisant voir qu'on possédait dans le Grenadier un moyen facile, peu dispendieux, et plus certain contre le Tænia (2).

(1) Ce traitement composé de drastiques et de valériane a été acheté en 1829, c'est-à-dire six ans après la publicité donnée en France à celui par l'écorce de Grenadier (*Journ. complém. des sciences médicales*, t. XXXII, p. 42). Qu'on juge combien les bonnes méthodes sont lentes à se faire jour, ou combien le charlatanisme est habile à tromper les princes !

(2) Nous sommes portés à croire que le remède du sieur Darbon est aussi préparé avec le Grenadier. Son emploi coïncide avec la publication que nous avons faite de ce moyen ; pour la couleur, la saveur, la dose du liquide qu'on prend, rien ne s'oppose à leur identité ; son action est la même, c'est-à-dire qu'il produit quelques coliques, quelques nausées, etc. avant la sortie du ver, qui a lieu dans le même espace de temps. Nous

La publicité la plus grande a été donnée de suite au mode de traitement du Tænia par l'écorce de racine de Grenadier, ce qui distingue notre époque et doit lui mériter la reconnaissance des amis des hommes. Il est même devenu populaire, à tel point qu'il a fallu cultiver cet arbrisseau exprès pour l'expulsion de cet entozoaire. On voit de simples jardiniers guérir avec facilité, par son moyen (*Observation* CXLV), cette maladie qui résistait autrefois aux médecins les plus savans.

Aujourd'hui des centaines, nous pourrions dire des milliers de malades (car ce ver est bien plus commun qu'on ne le croit communément, et le

pouvons donc revendiquer les succès de ce traitement en faveur du Grenadier. L'attrait du mystère est si grand que, même aujourd'hui, malgré le haut prix mis à l'administration de ce traitement, des médecins envoient encore des malades chez M. Darbon, bien que nous possédions une méthode plus assurée et publique de guérir à très-peu de frais le Tænia.

M. Darbon nie (*Archives de Médecine*, t. VI, p. 628) que son remède soit préparé avec le Grenadier ; il a ses raisons pour cela ; mais il a un moyen bien simple de nous en convaincre, c'est de publier sa recette. Il se fonde, pour combattre cette identité, sur les expériences faites à la Charité : elles ne prouvent nullement la nature du médicament, mais seulement sa fréquente efficacité, ce qui serait pour nous une preuve de plus que le Grenadier en fait la base ; s'il en était ainsi nous serions disposé à croire que les reproches graves dont il a été l'objet tiennent plutôt à son administration indiscrète qu'à son action nuisible.

nombre des observations non publiées surpasse de beaucoup celui des faits qui sont imprimés, puisqu'il n'y a guère de médecin un peu employé qui n'ait mis en usage ce remède), doivent leur guérison et leur santé au nouveau traitement que nous avons eu le bonheur de rendre facile et public en France, et sont là pour attester la puissance héroïque de ce précieux médicament, *le plus assuré et le premier, sans contredit, de tous les spécifiques connus* (1).

(1) Voulant observer sur nous-mêmes l'action de l'écorce de Grenadier fraîche, nous en avons mis infuser deux onces dans une livre et demie d'eau ; le lendemain nous l'avons fait rapprocher à une livre, ce qui a donné une décoction rouge, trouble, épaisse, d'une saveur plus nauséeuse qu'amère, et assez désagréable à boire, ce que nous avons fait en trois fois à une heure de distance. Elle nous a causé des nausées, des borborigmes, quelques coliques, plusieurs crampes vives dans les mollets et trois évacuations alvines, dont la dernière présentait une teinte ochrée, jaunâtre, qui était celle de la décoction de Grenadier modifiée de couleur dans l'intestin. Douze heures après nous étions revenu à l'état normal , sauf les urines qui ont été très-abondantes pendant vingt-quatre heures , quoique nous n'eussions point bu de liquide par dessus la décoction.

FIN.

TABLE RAISONNÉE.

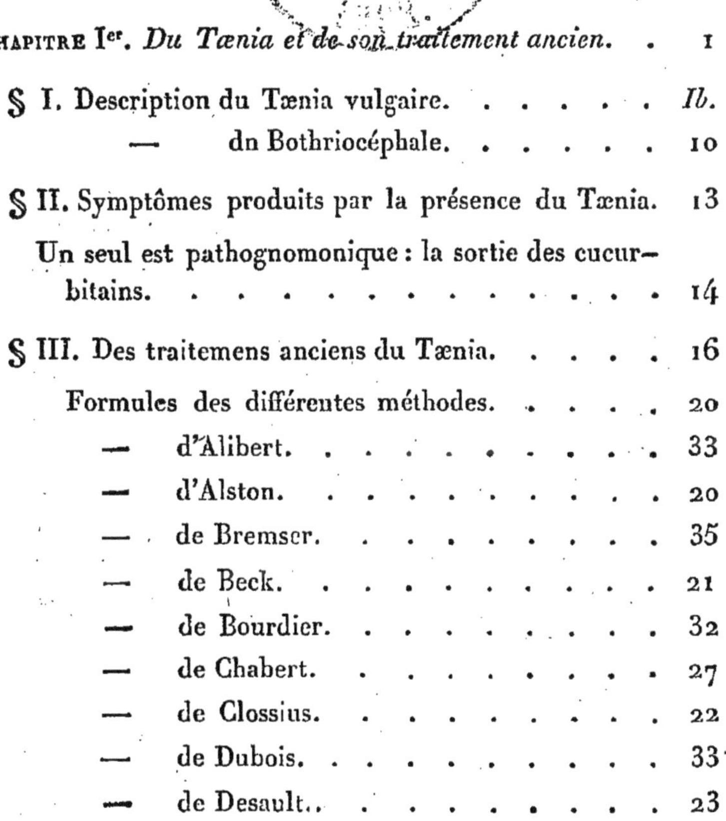

§ I. Observations de MM.

FIN DE LA TABLE.

www.ingramcontent.com/pod-product-compliance
Ingram Content Group UK Ltd.
Pitfield, Milton Keynes, MK11 3LW, UK
UKHW022345090726
13658UKWH00001B/487